内科疾病护理常规

主　编　席明霞

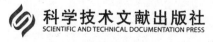

科学技术文献出版社
SCIENTIFIC AND TECHNICAL DOCUMENTATION PRESS

·北京·

内科疾病护理常规

主　　编　席明霞

副 主 编　谭　创　吴传芳

作　　者　（按姓氏笔画排序）

丁　琼	王　娟	冯　雁	龙　浩	李大波
刘雪芳	李　梅	刘增粮	刘　畅	吴传芳
吴佩昭	张　凌	陈灿辉	周朝阳	周　红
罗群丽	席明霞	莫佳敏	曾雅力	谢小辉
曾　彬	谭　创	谭力权	谭慧敏	戴银霞
瞿丹丹				

科学技术文献出版社
SCIENTIFIC AND TECHNICAL DOCUMENTATION PRESS

·北京·

图书在版编目（CIP）数据

内科疾病护理常规 / 席明霞主编. —北京 ：科学技术文献出版社，2018. 2
ISBN 978-7-5189-3336-5

Ⅰ. ①内… Ⅱ. ①席… Ⅲ. ①内科学—护理学 Ⅳ. ①R473.5

中国版本图书馆 CIP 数据核字（2017）第 227541 号

内科疾病护理常规

策划编辑：韩雅丽	责任编辑：张宪安　　责任校对：许 艳　　责任出版：张志平

出　版　者　科学技术文献出版社
地　　　址　北京市复兴路 15 号　邮编 100038
编　务　部　（010）58882938，58882087（传真）
发　行　部　（010）58882868，58882874（传真）
邮　购　部　（010）58882873
官 方 网 址　www.stdp.com.cn
发　行　者　科学技术文献出版社发行　全国各地新华书店经销
印　刷　者　长沙鸿发印务实业有限公司
版　　　次　2018 年 2 月第 1 版　2019 年 11 月第 2 次印刷
开　　　本　710×1000　1/16
字　　　数　281 千
印　　　张　17.75
书　　　号　ISBN 978-7-5189-3336-5
定　　　价　59.00 元

内容提要

    本书运用现代护理学的理论与方法，根据国家卫生计生委对护理工作规范管理的要求，结合内科疾病的特点和临床护理实际，介绍了内科一般护理常规、症状、危重症、门急诊护理常规，详细阐述了心血管、消化、呼吸、内分泌、血液、神经、泌尿等内科疾病及肿瘤的护理常规、儿科疾病和康复医学科、中西医结合科的护理常规，血液透析、介入治疗、专科检查等专科护理常规。

    本书突出了护理理念的科学性与先进性，护理技术操作的严谨性与规范性，护理全流程的实操性与延续性等特点，是各级医疗卫生单位护理人员的工具书，可作为护理实习生、进修生和社区基层护理人员的培训教材，亦可供内科医师和医学院校师生、科研院所科研人员阅读参考。

前 言

随着我国人民群众对健康需求的进一步增加和医疗卫生改革的不断深入，临床护理的对象逐步从"病人"延伸到"人的健康"。为充分体现"以患者为中心"和"以人的健康"为中心，适应新形势下护理专业的发展要求，全面履行护理职责，关注患者身心健康，做好专业护理、病情观察和健康指导等工作，保护和增进人民健康，编者在充分调查和总结以往护理质量和临床护理经验的基础上，根据国家卫生计生委对护理工作规范管理的要求，结合内科疾病的特点和临床护理实际，并融入当前临床医疗开展的新业务、新技术、新理念，编写了《内科疾病护理常规》。

本书具有科学、先进、实用等特点，内容翔实具体、紧贴临床，指导性、规范性、可操作性强，摒弃了过去护理工作中不适合临床需要的内容，融入了近年来的护理新技术、新业务、新理念，旨在为广大护理人员提供更为专业的护理规范和标准，解决急危重症、常见内科疾病规范性护理的工具书，可做为护理实习生、进修生和社区基层护理人员的培训教材，亦可供内科医师和医学院校师生、科研院所科研人员阅读参考。

主编　席明霞

2018 年 2 月

目　录

第一篇　内科一般护理和症状、危重症、门急诊护理常规

第三篇　儿科护理常规

第四篇　专科护理常规

目录

第一篇
内科一般护理和症状、危重症、门急诊护理常规

第一章　一般护理常规

第一节　入院护理常规

一、评估与观察要点

1. 观察患者的生命体征。

2. 评估患者的自理能力、皮肤完整性、卫生状况。

3. 询问患者的既往病史及用药情况。

4. 安全危险因素、心理状况。

5. 了解患者的饮食及大小便情况。

二、护理措施

1. 准备床单位,安置患者,做好入院处置,核查患者身份,佩戴腕带,根据病情备急救物品和药品,通知医生。

2. 监测生命体征,测体重,了解患者主诉、症状、自理能力、心理状况,填写患者入院相关资料。

3. 完成入院评估,有效沟通,鼓励患者或其家属表达自己的需要及顾虑,给予心理指导。

4. 介绍病区环境、医护人员及相关制度,床单位及相关设备的使用方法,对患者所患疾病进行健康宣教,完善各项检查,告知所需检验的注意事项。

5. 按住院患者基础护理服务项目要求、落实分级护理制度,遵医嘱实施相关治疗及护理。

6. 对存在的危险因素采取相应的预防措施。如预防压疮、跌倒、坠床、烫伤等,并向患者宣传防火防盗及用水用电的安全知识。

三、健康教育

1. 指导患者饮食、卧位、休息、用药。

2. 告知患者检查、检验的意义及注意事项,讲解所患疾病的相关知识。

3. 高危跌倒/坠床、压疮的患者,向患者及其家属进行相关知识宣教。

第二节 出院护理常规

一、评估与观察要点

1. 评估患者疾病恢复情况、活动能力、心理状况。

2. 收集患者住院期间的意见和建议。

二、护理措施

1. 协助患者解除腕带标识,办理出院结账手续。

2. 进行针对性的出院指导并征求意见。

3. 根据病情用轮椅、平车护送患者,步行患者护送至电梯口。

4. 停止一切医嘱,做好出院登记,整理出院病历。

5. 做好终末料理。

6. 做好患者的病情追踪观察和电话回访工作。

三、健康教育

1. 出院后服药、饮食及功能锻炼、复诊时间及地点等指导。

2. 出院后生活方式、自我护理、家庭护理方法等指导。

3. 做好疾病相关知识宣教。

4. 有针对性地指导家属进行相关护理。

第三节 临终护理常规

一、评估与观察要点

1. 评估患者的生理、心理及社会方面的需求。

2. 评估患者生命体征、意识及知觉改变,观察有无疼痛及疼痛发作时间、部位、程度、性质。

3. 评估家属对临终患者的治疗和护理要求。

4. 了解患者和家属的合理需求并给予满足。

5. 评估患者及其家属的心理需求。

二、护理措施

1. 严密观察患者生命体征变化,观察治疗反应与效果,注意保护性医疗,给予患者及其家属相关心理指导。

2. 保持呼吸道通畅,吸氧,床旁备吸引器,意识不清者给予仰卧位,头偏向一侧或侧卧位,防止窒息。

3. 根据患者饮食习惯,尽可能满足患者需求。

4. 保持环境安静,做好各项基础护理,做到"两短""六洁",保持室内空气新鲜,定时通风换气,增强患者舒适感。

5. 观察患者有无疼痛,根据医嘱使用镇静药和镇痛药。与患者进行有效沟通,稳定患者情绪。

6. 做好安全护理,维持良好舒适体位,加强保暖,做好皮肤护理。对存在的危险因素采取相应的预防措施并向患者进行指导,加护栏,躁动者适当约束。

三、健康教育

1. 指导家属做好家中持续护理,减轻患者的孤独情绪。

2. 告知患者非药物控制疼痛技术,如松弛术、音乐疗法、催眠意象疗法。

3. 向临终患者及其家属做好心理护理,减轻其焦虑。

第二章 症状护理常规

第一节 恶心呕吐护理常规

一、评估与观察要点

1. 评估恶心呕吐发生的时间、频率、原因或诱因，与进食的关系；呕吐的特点及呕吐物的性质、量及次数。

2. 评估腹部体征，如腹部压痛、反跳痛等。

3. 观察生命体征变化，观察有无腹痛、腹泻或便秘、发热、头痛、眩晕等症状。

4. 对于频繁剧烈呕吐者，评估神志、血压、尿量、皮肤弹性及有无水、电解质平衡紊乱等症状。

二、护理措施

1. 消除患者不安情绪，保持环境清洁安静。定时测量和记录生命体征直至稳定。

2. 患者呕吐时，帮助其坐起或侧卧位，头偏向一侧，以免误吸，吐毕给予漱口，保持口腔清洁。指导患者坐起时动作缓慢，以免发生体位性低血压。

3. 观察呕吐的特点，记录呕吐物的性质、量、颜色、气味及次数，必要时留取标本送检。准确测量和记录 24 小时出入水量、尿比重、体重。

4. 根据引起呕吐的不同原因实施针对性护理。

三、健康教育

1. 解释恶心呕吐的原因，以减轻其焦虑心理。

2. 相关用药指导。

3. 呕吐剧烈时暂予禁食，呕吐较轻者，可进食清淡易消化饮食。

4. 鼓励口服补液，口服补液时应少量多次饮用，以免引起恶心呕吐。

5. 应用放松技术，如深呼吸、听音乐、交谈等方法转移注意力，减少呕吐发生。

第二节　腹泻护理常规

一、评估与观察要点

1. 急性严重腹泻者,注意流行病学调查评估,观察生命体征、神志、尿量、皮肤弹性等;慢性腹泻者评估营养状况。

2. 评估腹泻原因,如是否摄入致敏食物、长期应用抗菌药物、大手术及与其他疾病有关。

3. 评估肛周皮肤,观察排便次数、量,粪便的气味、颜色及性状,有无腹痛、里急后重及发热等伴随症状。

4. 评估患者心理状况。

二、护理措施

1. 确诊为传染病者,按传染病疫情管理办法进行报告及隔离。

2. 密切观察病情变化,记录排便性质、次数、量等,注意有无脱水指征。

3. 卧床休息,注意腹部保暖,减少肠蠕动。进食清淡的流质或半流质,避免油腻、辛辣、高纤维食物,严重腹泻者应暂时禁食。

4. 保持肛门周围皮肤清洁,腹泻次数过多者,排便后应用温水清洗肛周,保持清洁干燥,涂油膏保护肛周皮肤。

5. 鼓励口服补充营养和水份,遵医嘱用药,防止水电解质紊乱,注意输液速度。

6. 及时、准确采集大便标本。

7. 慢性腹泻治疗效果不明显时,做好心理护理。

三、健康教育

1. 指导患者注意饮食卫生,进食清淡、少渣、易消化、无刺激性食物。

2. 患者如有头晕、脱水等症状,嘱其卧床休息,告知防跌倒相关知识。

3. 指导肛周皮肤护理。

4. 用药知识宣教。

第三节　疼痛护理常规

一、评估与观察要点

1. 评估疼痛的部位、程度、性质、时间、伴随症状、有无牵涉痛,加重和缓解因素,目前的处理和疗效等。

2. 评估患者痛苦情况,精神病史和精神状态,家人支持和镇痛药物使用情况。

3. 评估患者镇痛效果,包括对疼痛程度、性质和范围的再评估。

4. 监测生命体征,了解疼痛分级,询问疼痛史或疾病史。

二、护理措施

1. 保持病室安静,帮助患者取舒适体位,减轻疼痛。

2. 积极做好心理疏导,提供社会心理支持,指导患者分散注意力、自我放松,积极采取促进患者舒适的措施。

3. 减少或消除引起疼痛的原因,给予任何有创性检查或治疗之前,应评估患者的耐受程度,向患者说明检查或治疗目的、操作过程及配合要求等,提高患者对疼痛的耐受力,增强患者的安全感。

4. 合理运用缓解和解除疼痛的方法,指导患者使用自控镇痛泵(PCA)。

5. 遵医嘱给予缓解疼痛药物,并及时评估缓解疼痛的程度。

三、健康教育

1. 根据患者情况解释疼痛的原因和诱因,用预防的方法控制疼痛。

2. 指导患者客观、正确描述疼痛的性质、部位、持续时间、规律,指导患者选择适合自身的疼痛评估工具。正确使用止痛药物。

3. 指导患者正确评价接受治疗与护理措施后的效果。

4. 指导患者减轻或解除疼痛的各种技巧。

第四节　高热护理常规

一、评估与观察要点

1. 评估生命体征。注意发热的特点、热型及伴随症状,观察皮肤有无皮疹、出血点、麻疹、瘀斑、黄染等。

2. 评估患者的意识状态,有无抽搐和惊厥。

3. 评估患者皮肤的温度、湿度及弹性。

二、护理措施

1. 疑似传染病时,先行一般隔离,确诊后按传染病隔离要求隔离。

2. 高热者需卧床休息,低热者酌情减少活动,适当休息。对于烦躁不安、神志不清、谵妄、惊厥者,加床栏,防止坠床,必要时使用约束带。

3. 给予高蛋白、高热量、高维生素、营养丰富、易消化的流质或半流质饮食,少量多餐。鼓励患者多饮水,每天 3000ml 为宜。必要时遵医嘱予以静脉补液,维持水电解质平衡。

4. 加强病情观察,观察是否出现寒战、淋巴结肿大、出血、肝脾肿大、结膜充血、关节肿痛及意识障碍等伴随症状;观察发热的原因及诱因是否解除。

5. 对体温在 39℃ 以上者,可行物理降温,在头部、腋下与腹股沟等大血管处置冰袋,或采用 32~34℃ 的温水擦浴,或采用 30℃、25%~35% 乙醇 200~300 ml 擦浴(血液病患者除外),或采用冷盐水灌肠。如患者出现颤抖,应停止降温。

6. 经物理降温无效者,遵医嘱给予药物降温。但对原因不明的高热,慎用药物降温。对年老、体弱及婴幼儿应注意药物剂量。

7. 观察生命体征,一般每天测量 4 次,高热时,每 4 小时测量一次,必要时随时测量。实施降温措施后半小时,及时测量体温并记录。体温恢复正常三天后改为每天一次。

8. 保持衣着及被褥适中。大量出汗时,及时更换衣物。体温骤降时,应给予保暖,避免直接吹风,防止着凉。

9. 保持口腔及皮肤清洁。

10. 做好患者心理护理。

三、健康教育

1. 指导患者卧床休息,保持室内温度适宜,定时开窗通风。

2. 鼓励患者多饮水,进食前后漱口,保持口腔清洁;及时更换汗湿衣物,保持皮肤清洁。

3. 用药指导。

第五节　咳嗽、咳痰护理常规

一、评估与观察要点

1. 评估咳嗽发生与持续的时间、规律、性质、音色、发作程度及频率。评估痰液的颜色、性质、量、气味和有无肉眼可见的异物等。

2. 询问患者有无大量粉尘或有害气体的吸入史及服用血管紧张素转换酶抑制剂等诱因。

3. 评估咳嗽、咳痰是否与体位、时间、气候变化有关。

4. 评估生命体征及意识状态,观察有无发热、胸痛、呼吸困难、发绀、体重减轻等情况。

二、护理措施

1. 按系统专科疾病一般护理常规。

2. 观察咳嗽、咳痰情况,详细记录痰液颜色、量和性质。

3. 保持室内空气清新,注意通风;维持室温(18~20℃)和湿度(50%~60%);咳嗽剧烈且频繁者,宜取坐位或半坐卧位休息。

4. 无心、肾功能障碍患者,鼓励其每日饮水量 1.5~2L,适当增加蛋白质、维生素的摄入。

5. 促进有效排痰,对于咳嗽咳痰无力者,遵医嘱采用胸部物理治疗,必要时予以吸痰。

6. 及时采取痰标本送检。

7. 注意观察药物的疗效及不良反应。

三、健康教育

1. 保持环境舒适、洁净。

2. 适当休息,减少机体能量消耗。

3. 指导患者有效咳嗽,进行呼吸功能训练。

第六节　呼吸困难护理常规

一、评估与观察要点

1. 仔细观察呼吸困难发作的情况,有无伴随症状,如咳嗽、咳痰、咯血、胸痛、心悸、发热、喘鸣、下肢水肿等。

2. 评估呼吸的频率、深度及节律,观察面色、神志等变化。

3. 评估呼吸困难的类型及严重程度,对重度呼吸困难者,评估有无焦虑和恐惧。

二、护理措施

1. 按系统专科疾病一般护理常规。

2. 保持环境安静、舒适,温湿度适宜。患者宜解松衣、被,取半坐卧位或者端坐位休息。

3. 遵医嘱给予吸氧,监测血氧饱和度变化,必要时予以机械通气。

4. 给予清淡、营养丰富、易于咀嚼和吞咽、易消化的饮食,避免摄入产气食物。

5. 对外源性哮喘患者,去除过敏原如花粉、植物、尘螨等。

6. 保持呼吸道通畅。呼吸困难伴痰多者,应给予吸痰。必要时,做好气管插管或切开的急救准备。

7. 遵医嘱应用支气管舒张药、呼吸兴奋药等。观察药物疗效及不良反应。

8. 给予心理护理,保持其情绪稳定。

三、健康教育

1. 指导患者取舒适体位。

2. 卧床休息,保持环境安静舒适、空气洁净和温湿度适宜。

3. 指导患者有效咳嗽和呼吸功能训练。

4. 逐步提高活动耐力,制定休息与活动计划,以不感觉疲劳为宜。

第七节　水肿护理常规

一、评估与观察要点

1. 评估水肿发生的时间、最初出现的部位、诱因、发展速度及性质。

2. 评估有无伴随症状和体征,如高血压、蛋白尿、血尿、心脏增大、心脏杂音、肝大等。

3. 评估水肿与药物、饮食、月经、活动、体位等的关系。

4. 测量患者的生命体征、体重、腹围等。

5. 观察有无呼吸困难、头晕、乏力及尿量减少等。

二、护理措施

1. 按系统专科疾病一般护理常规。

2. 给予清淡、易消化的食物，少量多餐，同时避免摄入产气食物。营养不良性水肿患者，鼓励摄入优质蛋白、丰富维生素、高热量的食物。

3. 限制钠盐及水份的摄入。予以少盐饮食，每天以 2~3g 为宜。肾性水肿患者尿量每天少于 500ml 或有严重水肿者需限制水的摄入，重者应量出为入。心源性水肿患者液量限制在 1.5~2.0L/d。

4. 轻度水肿患者适当限制活动，重度水肿者应卧床休息，抬高水肿肢体，保持皮肤、口腔、会阴清洁。

5. 注意衣着宽松柔软，经常更换体位，避免局部长期受压。必要时用气垫床，防止压疮。

6. 根据病情记录 24 小时出入水量，监测尿量变化，定期测量体重，观察生命体征变化。

7. 遵医嘱使用利尿剂，观察药物的疗效及不良反应。长期使用利尿剂时应监测血清电解质及酸碱平衡情况。

三、健康教育

1. 告知患者水肿的原因，水肿与水钠潴留的关系。

2. 教会患者根据病情合理安排每天饮水量和食物的含盐量，避免进食腌制食品、面包等。

3. 注意休息，避免过度劳累。

4. 坚持服药，定期复查。

5. 教会患者通过正确测量每天出入液量、体重等评估水肿的变化。

第八节　　压疮护理常规

一、评估与观察要点

1. 评估危险因素，包括皮肤状态、行为/行动能力、灌注及氧合、营养状态、皮肤潮湿度及年龄、感觉度、健康状态等。

2. 评估患者有无长期卧床、肥胖、营养不良、水肿、大小便失禁、活动受限、感觉障碍、意识障碍等压疮发生的高危因素。

3. 评估患者是否使用与皮肤接触的医疗器械，如面罩、夹板等。

4. 观察患者局部有无红、肿、热、触痛,特别是压疮易发生部位,如骶尾部、股骨大转子、髋部、肩胛部、肘部、内外踝部、足跟部、耳廓、枕部,是否已有皮肤完整性受损的情况。

5. 评估患者压疮预防措施的应用情况,如更换体位、使用气垫床等。

6. 根据压疮的分期,科学评估压疮的病变程度。

二、护理措施

1. 避免局部组织长时间受压。

(1)对于长期卧床、大手术后、年老等不便翻身的患者应使用气垫床,以缓解局部压力。

(2)定时变换体位,每 2 小时翻身 1 次,必要时 30 分钟翻身 1 次,避免骨隆突处长时间受压,长期坐轮椅的患者至少每 1 小时更换姿势 1 次,或者至少每 15 分钟改变重力支撑点,以缓解坐骨结节处压力。

(3)促进局部血液循环,长期卧床者应每日进行主动或被动的全范围关节运动练习,给予温水擦浴。

(4)对使用石膏、绷带、夹板及牵引器固定的患者,应随时观察局部皮肤状况及肢端血运情况。

2. 避免皮肤受潮湿、摩擦等不良刺激。

(1)保持床单位平整、干燥、无屑。

(2)翻身时,动作应轻巧,避免推、拉、拖等动作产生摩擦力和剪切力。

(3)及时擦干汗液、尿液,更换潮湿衣服。

3. 根据压疮的分期给予护理。

(1)Ⅰ期(瘀血红润期):以缓解局部压力和保持皮肤清洁、干燥为主,增加翻身次数,不提倡局部按摩,以免造成进一步伤害,可使用半透明敷料或水胶体敷料加以保护。

(2)Ⅱ期(炎性浸润期):保护皮肤,防止感染发生。未破的小水泡应防止水泡破裂、感染;大水泡可在无菌操作下抽取液体,不剪去表皮,用无菌敷料包扎。

(3)Ⅲ期(浅度溃疡期):重点为清洁伤口,清除坏死组织,处理伤口渗出液,促进肉芽组织生长,预防和控制感染。

(4)Ⅳ期(坏死溃疡期):采取清创术清除焦痂和腐肉,处理伤口潜行和窦道以减少无效腔,保护暴露的骨髓、肌腱和肌肉。

(5)深部组织损伤期:彻底清除坏死组织和焦痂。

(6)不可分期压疮:确定其实际深度和分期后进行处理。

4. 积极治疗原发病,补充营养、增加蛋白质、维生素及微量元素摄入。

5. 加强心理护理,消除不良心境。

三、健康教育

1. 保持皮肤及床单位清洁干燥,避免潮湿、摩擦及排泄物的刺激。

2. 指导患者及其家属应经常自行检查皮肤,在卧位或坐位时采用减轻压力的方法,有计划、适度地活动全身。

3. 加强营养。

第九节 咯血护理常规

一、评估与观察要点

1. 评估患者有无易引起咯血的基础疾病,如支气管疾病、肺部疾病、心血管疾病、血液病等,询问以往有无咯血史、不良嗜好,注意咯血的诱因。

2. 观察咯血量、颜色、持续时间及频率。

3. 评估咯血有无伴随症状,如心悸、头晕、气短、发热、胸痛、呛咳、皮肤黏膜出血、黄疸、贫血等。

4. 评估生命体征、意识状态、肺部体征及全身营养状况。

5. 观察再咯血征象及窒息的先兆,如胸闷、气促、呼吸不畅、情绪紧张、面色灰暗、喉部有痰鸣音等提示有再咯血的可能;如喷射性大咯血突然停止,提示可能为窒息所致。

二、护理措施

1. 按系统专科疾病一般护理常规。

2. 患者咯血未明确诊断之前,暂行呼吸道隔离。

3. 患者咯血量少时,以静卧休息为主;大量咯血时绝对卧床休息,尽量避免搬动患者,头偏向一侧或取患侧卧位,躁动不安者加床栏。

4. 大咯血者禁食。小量咯血者宜进食少量温、凉的流质饮食,避免进食刺激性强和粗糙的食物,多饮水,多食富含纤维素食物,保持大便通畅。

5. 保持口腔清洁舒适,咯血后为患者漱口,擦净血迹,防止口咽部异味刺激引起咳嗽而诱发再度咯血。

6. 保持呼吸道通畅,指导协助患者将气道内积血和痰液轻轻咳出。

7. 密切观察病情变化,遵医嘱用药。

8. 大咯血的护理。

(1)病床旁备好急救设备,护士细心安抚患者,消除焦虑、恐惧心理。

(2)发现患者突然大咯血,如现场无任何抢救设备,应立即取头低足高45°俯卧位,面向一侧,轻拍背部,快速排出气道和咽部血块或直接刺激咽部咳出血块,防窒息。

(3)床旁备有抢救设备时,将患者平卧,撬开牙关,迅速行口腔、咽部负压吸引,吸出血液和血凝块。

(4)若吸引无效,立即准备和配合行气管插管或气管切开。

(5)咯血停止且病情稳定后,向患者讲解如何避免咯血的诱因,预防再咯血。

三、健康教育

1. 告知患者不要惊慌,尽量把口咽部的鲜血咯出,不要咽下、不能屏气,保持呼吸道通畅。

2. 给予饮食指导,小量咯血时卧床休息,宜进少量温凉的流质饮食,患侧卧位;大咯血时应禁食,绝对卧床休息,头偏向一侧或患侧卧位。

3. 保持大便通畅。

第十节　深静脉血栓护理常规

一、评估与观察要点

1. 询问患者的健康史,了解既往有无疾病、手术等诱因。

2. 评估病变肢体大、小腿周径并动态比较,了解患肢色泽、温度、感觉、脉搏强度;了解有无突然胸痛、气短、咳嗽、咯血等肺栓塞的症状与体征。

3. 了解患者血管检查、血常规、凝血功能、肝功能等结果。

4. 评估患者对疾病的认识及心理状态。

二、护理措施

1. 安抚患者,保持情绪稳定。

2. 急性期嘱患者绝对卧床休息 7~14 天,床上活动时避免幅度过大,患肢高于心脏平面 20~30cm,避免膝下垫枕,过度屈髋,严禁热敷、按摩患肢,做好皮肤护理,注意保暖,防止抓破。

3. 给予易消化、无刺激、丰富纤维、低脂饮食,鼓励患者多饮水,保持大便通畅,减少用力排便,禁止吸烟。

4. 密切观察患肢疼痛的时间、部位、程度、动脉搏动、皮肤温度、色泽、感觉,每日测量并记录患肢不同平面的周径,注意固定测量部位,以便进行对比。

5. 急性期严密观察患者的生命体征及病情变化,若病人出现胸痛、呼吸困难、血压下降、咳嗽、咯血等异常情况,应警惕肺动脉栓塞发生,及时报告医生,配合抢救。

6. 遵医嘱应用抗凝、溶栓、抗感染等药物对症治疗。药物治疗期间避免碰撞及跌倒,用软毛牙刷刷牙,观察有无出血倾向。

7. 对频繁血栓脱落者,可行手术安装过滤网预防肺栓塞。术后鼓励早期下床活动,预防血栓形成。

三、健康教育

1. 指导患者进食低脂肪、低胆固醇、高纤维素饮食,鼓励患者多饮水,保持大便通畅,绝对戒烟。

2. 交待溶栓治疗出院后患者,坚持穿弹力袜,适当活动,避免长时间站立。当患肢肿胀不适时卧床休息,抬高患肢高于心脏水平 20~30cm,如不缓解,及时就诊。

3. 鼓励患者加强日常锻炼,促进静脉回流,预防静脉血栓形成,避免腰带过紧和穿紧身衣影响静脉回流。

4. 出院后 3~6 个月门诊复查,若出现下肢肿胀、疼痛,平卧或抬高患肢仍不能缓解时,及时就诊。

5. 指导病人正确使用弹力袜,弹力绷带,保持良好体位。

第三章 危重症护理常规

第一节 重症监护一般护理常规

1. 按专科疾病护理常规。

2. 迎接并安置患者,及时评估患者基本情况、主要症状、阳性辅助检查、各种管道、药物治疗及皮肤等情况,填好危重患者安全交接表。

3. 迅速建立静脉通道,保持呼吸道通畅,合理吸氧,必要时呼吸机辅助呼吸,有手术指征时积极做好术前准备。

4. 多功能监护仪连续监测心率、血压、呼吸、血氧饱和度,动态观察患者的病情变化,及时准确做好护理记录。

5. 遵医嘱正确给予饮食护理,以保证足够的营养。

6. 妥善固定患者的各种管道,标识明确并保持引流管通畅,观察并记录引流液的量、性质及颜色。

7. 谵妄、昏迷等意识障碍的患者应使用保护性约束,松紧适宜。

8. 根据病情采取合适卧位,保持肢体功能位置,鼓励或协助肢体功能锻炼,做好口腔、会阴、皮肤等基础护理,预防并发症。

9. 严格执行消毒隔离制度,防止医院感染。

10. 给予患者心理疏导,减轻其焦虑恐惧情绪。

第二节 昏迷护理常规

一、评估与观察要点

1. 观察患者生命体征、血氧饱和度、神志、瞳孔变化。

2. 评估患者皮肤色泽、温度及呼吸道是否通畅。

3. 评估患者昏迷程度,进行格拉斯哥(GCS)评分。

二、护理措施

1. 取平卧位或侧卧位,头偏向一侧。

2. 保持呼吸道通畅,深昏迷患者应予气管切开排痰,保证氧气的供给。

3. 做好基础护理,保持皮肤清洁干燥,定时协助患者翻身,避免压疮的发生;口腔护理每日 2~3 次;对眼睑闭合不全、角膜外露的患者可用生理盐水纱布覆盖眼部。

4. 做好大小便失禁护理,尿潴留患者给予留置导尿管,并详细记录尿量。

5. 保持肢体功能位,定时进行功能锻炼,预防废用性萎缩、足下垂、深静脉血栓的发生。

6. 妥善约束,加床栏,以防意外发生,修剪指甲,以防自伤;对牙关紧闭者、抽搐者可用开口器、牙垫,防止舌咬伤和舌后坠。

7. 遵医嘱给予营养支持。保持各种导管通畅,妥善固定。

8. 正确执行医嘱,合理用药,注意观察用药后的不良反应。

三、健康教育

1. 采取呼唤、音乐等刺激手段促进患者苏醒。

2. 做好患者家属的心理护理,配合医疗护理工作。

第三节　休克护理常规

一、评估与观察要点

1. 评估生命体征、神志及瞳孔变化。

2. 评估皮肤色泽、温度及末梢循环情况。

3. 评估呼吸道是否通畅。

4. 评估水、电解质及酸碱失衡情况。

二、护理措施

1. 迅速去除病因,采取相应抢救措施。

2. 取休克卧位,头和躯干抬高 20°~30°,下肢抬高 15°~20°,以增加回心血量。

3. 吸氧,保持呼吸道通畅,必要时行气管插管或气管切开,并使用机械通气。

4. 迅速建立两条以上的静脉通路,合理安排及调整补液速度和量,必要时监测中心静脉压。

5. 维持正常体温,每 4 小时监测一次,失血性休克患者需快速、大量输血时,注意库存血的复温,留置导尿并准确记录每小时尿量及出入水量。

6. 遵医嘱使用血管活性药物,根据血压及时调整药物的浓度和速度,切忌药物外渗。

7. 定时监测患者生命体征、意识、面色、肢端温度及色泽、CVP、尿量及尿比重。

8. 按不同的病因所致休克分别采取相关措施。

三、健康教育

1. 加强自我防护,避免损伤和意外伤害。

2. 增强机体抵抗力,积极预防、治疗原发疾病。

第四节　弥散性血管内凝血(DIC)护理常规

一、评估与观察要点

1. 评估引起 DIC 的病因。

2. 评估生命体征、神志、瞳孔情况。

3. 评估出血倾向、凝血时间情况。

4. 评估末梢循环情况及尿量。

二、护理措施

1. 按重症监护室一般护理常规护理。

2. 卧床休息,根据病情采取合适体位,注意保暖,但避免局部用热,加强皮肤护理。

3. 迅速建立两条以上静脉通道,保持呼吸道通畅,给予吸氧,必要时机械通气治疗。

4. 严密观察病情变化,注意出血部位、范围及严重度,记录 24 小时尿量,尽量减少不必要的有创性操作。

5. 正确及时采集和送检各类检验标本,关注血小板计数,出、凝血时间和大便潜血试验等检验结果,及时报告医生。

6. 遵医嘱合理用药,及时、准确给予抗凝等药物,根据病情补充凝血因子和血小板。普通肝素治疗时,APTT 较正常值延长 1.5–2 倍为合适剂量,若过量致出血,可用鱼精蛋白中和。

7. 遵医嘱进食清淡、易消化的流质或半流质饮食,必要时禁食,昏迷患者予鼻饲。

8. 预防休克、多器官功能衰竭等并发症。

三、健康教育

1. 向患者和家属解释疾病的可能成因、主要表现、临床诊断和预后,取得配合,以消除患者恐惧心理。

2. 向患者和家属解释反复进行实验室检查的重要性与必要性。

3. 出现感染性疾病时,积极配合治疗,预防 DIC 的发生。

第五节　多器官功能衰竭护理常规

一、评估与观察要点

1. 观察生命体征、神志、瞳孔、尿量。

2. 评估水、电解质及酸碱失衡情况。

二、护理措施

1. 按重症监护一般护理常规护理。

2. 卧床休息,根据病情选择合适的卧位,若无禁忌床头抬高 30°~45°,对烦躁、昏迷患者应采取保护性措施。

3. 病情允许时应尽量给予胃肠内营养支持,促进胃肠功能恢复。

4. 严密监测患者生命体征、意识、瞳孔,观察记录每小时尿量或 24 小时出入量等,及时发现病情变化,积极配合医生抢救。

5. 保持呼吸道通畅,给氧,必要时予以机械通气治疗。

6. 建立静脉通路,遵医嘱正确、合理给药,观察用药后的不良反应。

7. 保持各种留置导管通畅,妥善固定,注意观察引流液的性质、颜色和量。

8. 按各器官功能衰竭时的抢救流程,准备好抢救设备和药物。及时正确采集检验标本,及时送检。

9. 严格遵守无菌技术,手卫生等医院感染管理制度,防止院内感染发生。

三、健康教育

1. 加强心理护理,使之树立战胜疾病的信心。

2. 指导患者严格遵医嘱用药,观察药物的不良反应。

3. 注意加强营养,预防并发症发生。

第六节　重症肺炎护理常规

一、评估与观察要点

1. 评估生命体征、神志、尿量,有无寒战、高热现象。

2. 评估痰液的颜色、性质、量,有无胸痛及呼吸困难。

3. 观察有无感染性休克、ARDS 等症状。

二、护理措施

1. 卧床休息,胸痛剧烈时,取患侧卧位,减轻疼痛,必要时遵医嘱使用镇痛药。

2. 给予高热量、高蛋白及丰富维生素的流质或半流质饮食,鼓励多饮水,促进痰液排出。

3. 吸氧,保持呼吸道通畅,指导患者进行有效的咳嗽,痰液黏稠,可给予翻身、胸部叩击、体位引流和吸痰等治疗措施,必要时给予机械通气治疗。

4. 密切监测生命体征,观察有无休克的早期症状,如烦躁不安、反应迟钝、尿量减少、心率增快等,随时做好抢救准备。

5. 保证静脉输液通畅,遵医嘱正确用药和维持有效血容量,根据患者病情和年龄调整输液速度,必要时监测中心静脉压。

6. 遵医嘱合理用药,在使用抗菌药物前,遵医嘱留取痰和血标本进行培养,标本留取后及时送检。

7. 休克、高热患者按相应护理常规护理。

三、健康教育

1. 锻炼身体,增强机体抵抗力。

2. 注意气候变化和保暖,避免淋雨和着凉。

3. 注意休息,避免过度疲劳、吸烟、醉酒。

4. 指导患者尽早防治上呼吸道感染,不适随诊。

第七节　脑疝护理常规

一、评估与观察要点

1. 评估患者的病史及引起脑疝的病因。

2. 观察神志、瞳孔、生命体征变化及肢体活动情况。

3. 评估呼吸道是否通畅。

4. 评估有无剧烈头痛、喷射性呕吐等颅高压症状。

二、护理措施

1. 按专科疾病一般护理常规。

2. 密切观察神志、瞳孔、生命体征变化及肢体活动情况,发现异常及时报告医生。

3. 绝对卧床休息,抬高床头 15°~30°。

4. 立即建立静脉通道,遵医嘱快速静脉滴入 20%甘露醇 200~500ml、地塞米松 10mg,静脉推注呋塞米 40mg,降低颅内压,观察尿量,定期复查电解质。

5. 吸氧,保持呼吸道通畅,对呼吸功能障碍者,立即协助医生建立人工气道,并进行机械通气。

6. 床旁备好抢救设施和药物,对拟手术患者迅速做好术前准备,如已行脑室引流术的患者应保持引流管通畅,控制引流速度和量,但在抢救脑疝时,可先快速引流脑脊液,再缓慢引流。

三、健康教育

1. 做好患者心理护理,保持情绪稳定。

2. 告知康复的相关知识,指导康复锻炼的具体方法。

3. 避免剧烈咳嗽及便秘,防止颅内压骤然升高诱发脑疝。

第八节　肝性脑病护理常规

一、评估与观察要点

1. 评估患者有无引起肝性脑病的诱因。

2. 评估患者有无性格改变、行为异常等表现。

3. 密切观察生命体征、神志、瞳孔等变化。

4. 了解患者及其家属的心理状态和对疾病的认识。

二、护理措施

1. 协助医生迅速去除发病的诱发因素。

2. 患者应卧床休息,对于有性格、行为异常患者,使用床栏,必要时使用约束带,落实床旁安全措施,并向患者及其家属做好解释工作。

3. 给予高热量、低脂饮食,急性期首日内禁蛋白质饮食、慢性肝性脑病患者无需禁食蛋白质,蛋白质摄入量为 1~1.5g/(kg·d)。

4. 控制入水量,每天入液总量以不超过 2500ml 为宜,肝硬化腹水患者一般每天 1000ml 左右为标准控制入水量。

5. 保持大便通畅,减少肠内毒物的生成和吸收,可用稀醋酸液灌肠或口服 25%硫酸镁导泻,清除肠内积食、积血或其他含氮物质。

6. 密切观察患者生命体征、意识状况、肝性脑病的早期征象,记录 24 小时出入水量,定期复查血氨、电解质、肝肾功能,若有异常及时协助医生进行处理。

7. 遵医嘱用药,了解药物的作用及不良反应,避免有损肝脏的药物。患者狂躁不安或抽搐时,禁用吗啡、哌替啶及巴比妥类药物,以免加重病情。

8. 做好基础护理,预防并发症的发生。

9. 昏迷患者按相应护理常规护理。

三、健康教育

1. 向患者及其家属讲解诱发肝性脑病的相关因素,减少或防止肝性脑病的发生。

2. 指导患者严格按医嘱规定的剂量、用法服药,了解药物的主要不良反应,避免有损肝脏的药物。

3. 帮助患者保持良好的心态,制定合理的饮食计划,保持大便通畅。

4. 指导家属给予患者精神支持和生活照顾,帮助患者树立战胜疾病的信心。

第九节 糖尿病酮症酸中毒护理常规

一、评估与观察要点

1. 评估患者既往有无糖尿病及糖尿病类型,有无糖尿病症状加重的表现。

2. 评估其诱发因素及血糖、血酮等检测结果。

3. 评估神志、瞳孔生命体征、末梢温度及尿量,特别注意呼吸频率、深度及有无烂苹果味。

4. 评估患者及其家属对疾病的认识及心理反应。

二、护理措施

1. 给予患者绝对卧床休息,注意保暖。

2. 保持呼吸道通畅,持续吸氧,必要时予以机械通气治疗。

3. 立即开放两条静脉通路,遵医嘱快速补充血容量,纠正水、电解质紊乱和调节酸碱平衡,如无心力衰竭,2 小时内应输入生理盐水 1000~2000ml,观察用药疗效及不良反应。

4. 密切观察病情变化,给予心电监护,准确记录出入水量。

5. 遵医嘱予以小剂量胰岛素治疗,严密监测血钾,严重低钾血症应立即补钾,当血钾达 3.5mmol/L 时,再开始胰岛素治疗,以免发生心律失常、心脏骤停和呼吸肌麻痹。

6. 遵医嘱正确留取血液标本,监测血糖、血酮及生化检验结果,及时报告医生调整医嘱。

7. 给予高碳水化合物、低脂肪、适量蛋白质和高纤维膳食,鼓励患者多饮水。

8. 加强生活护理,注意皮肤、口腔护理。

9. 昏迷、高热、休克者按相应护理常规护理。

三、健康教育

1. 指导患者正确使用胰岛素,避免随意停用或突然减量。

2. 指导患者饮食规律,按糖尿病饮食标准控制好饮食。

3. 根据体力情况适当进行体育活动。

第十节　多重耐药菌感染护理常规

一、评估与观察要点

1. 评估患者目前病情。

2. 评估患者感染细菌种类、感染部位。

3. 评估患者目前使用抗生素等药物情况。

二、护理措施

1. 实施接触隔离措施,首选单间,床头贴隔离标识。

2. 严格执行无菌操作,掌握有创操作指征,尽量减少组织损伤,各种置入体内导管不宜放置过久,每班观察穿刺部位有无红、肿、热、痛,一旦发现不明原因的高热,应及时拔出置管,并送培养及药敏检查。

3. 严格执行消毒隔离制度,落实标准预防,尤其手卫生,落实环境的清洁消毒,正确处理医疗废物,患者转出或死亡严格落实终末消毒,定期对室内空气、物表、消毒液进行细菌学监测,预防院内感染的发生。

4. 密切观察病情变化,高热、感染性休克、多器官功能衰竭者,分别按其护理常规。

5. 遵医嘱合理使用抗菌药物,观察患者引流物、排泄物的量、色、性质,及时留取标本送检。

6. 加强营养支持,控制原发病灶,加强皮肤、口腔护理,预防新发感染病灶。

三、健康教育

1. 鼓励患者,消除焦虑、恐惧等不良情绪。

2. 与患者及家属沟通,使其积极配合消毒隔离措施。

第十一节 有创机械通气护理常规

一、评估与观察要点

1. 评估患者目前病情、生命体征、意识与心理状态;缺氧的表现及程度(包括观察发绀程度,呼吸时有无张口、抬肩、鼻翼翕动、三凹征,呼吸的频率、节律和深浅度变化)。

2. 评估呼吸机性能,评估供氧、负压装置、抢救车、抢救药物是否齐全。

3. 评估病房环境是否清洁,有无烟火、易燃品等。

二、护理措施

1. 向患者及家属解释使用机械通气的目的,取得合作,消除恐惧心理。

2. 严密观察病情变化,及时了解呼吸机监测的各项指标和血气分析结果,根据患者病情调节呼吸机的参数和呼吸模式,设置各种报警值并记录。

3. 评估呼吸机的运行状态,及时报告及处理报警。

4. 保持气道通畅,加强人工气道湿化,注意观察痰量、颜色、粘稠度,并及时清除,严格遵守无菌操作。

5. 室温控制在(24±1.5)℃左右,湿度控制在55%~65%,保持空气清新。

6. 预防呼吸机相关性肺炎,无禁忌证者床头抬高30°~45°,必要时予适当约束,防脱管,病情允许时,协助患者早期活动。

7. 管道的护理

(1)气管导管妥善固定,气管导管刻度须班班交接,如有脱出,及时报告医生并协助处理。

(2)监测气囊压,使其维持在20~30cmH$_2$O范围。

(3)保持呼吸机管道通畅,防止扭曲打折。积水杯处于管道最低位,及时倾倒冷凝水。

8. 随时评估患者的生理需求,做好口腔、皮肤等生活护理,病情允许时应尽早给予胃肠内营养。

9. 呼吸机管理

（1）螺纹管一人一使用一消毒,污染后及时更换。

（2）湿化器内液体每天更换。

（3）终末消毒按消毒灭菌规范处理。

三、健康教育

1. 加强心理护理,树立战胜疾病的信心。

2. 向患者及家属解释操作的重要性及注意事项,避免人机对抗。

3. 指导患者学习非语言表达方式。

第十二节　无创机械通气护理常规

一、评估与观察要点

1. 评估患者的全身情况,包括目前病情、生命体征、意识与心理状态、缺氧的表现程度。

2. 评估呼吸机性能是否完好,鼻面罩大小是否合适,供氧及负压装置是否完好。

3. 评估病房环境是否清洁,有无烟火、易燃品等。

二、护理措施

1. 向患者及家属说明使用呼吸机的必要性,以取得合作。

2. 选择合适的鼻面罩型号,调整面罩位置及固定带的松紧度,以患者舒适和不漏气为宜。

3. 及时了解呼吸机监测的各项指标和血气分析结果,根据患者病情调节呼吸机的参数和呼吸模式,设置各种报警值并记录。

4. 定时评估呼吸机的运转情况,参数调节是否符合要求。

5. 协助患者半卧位,少食多餐,定时饮水,避免口咽干燥、胃胀气、误吸等并发症。

6. 观察患者病情变化,一旦发现患者气促、呼吸困难、口唇发绀等,立即通知医生处理。

7. 呼吸机的管理

（1）螺纹管一人一使用一消毒,污染后及时更换。

（2）湿化器内液体每天更换。

（3）终末消毒按消毒灭菌规范处理。

三、健康教育

1. 加强心理护理,树立战胜疾病的信心。

2. 向患者及家属解释操作的重要性及注意事项,避免人机对抗。

3. 指导患者学习非语言表达方式。

第十三节　镇痛镇静护理常规

一、评估与观察要点

1. 评估生命体征、神志、瞳孔。

2. 观察自主呼吸情况及咳嗽反射强弱。

3. 评估疼痛部位及程度。

4. 评估镇静深度。

二、护理措施

1. 严密观察生命体征及意识状态,保持呼吸道通畅。

2. 绝对卧床休息,根据病情取合适卧位,予适当保护性约束,防止坠床。

3. 根据病情及镇静镇痛评分结果调节药物的剂量,以达到理想的镇静镇痛目标,并实施每日唤醒策略,停药后观察苏醒状况。

4. 镇静后患者活动受限,自我防护能力减弱或消失,需确保安全,注意受压处的皮肤护理,勤翻身,加强肢体的被动锻炼,预防压疮、深静脉血栓的形成。

5. 定时评估呼吸道分泌物和肺部呼吸音情况,做好呼吸道管理。

6. 加强用药后的观察,防止并发症及戒断症状的发生。

三、健康教育

向患者及家属讲解镇痛镇静的重要性,消除思想顾虑,取得家属理解并积极配合。

第十四节　气管切开护理常规

一、评估与观察要点

1. 评估患者生命体征、面色及呼吸情况。

2. 评估气道通畅情况及伤口情况,痰液的性质、量、颜色及黏稠度。

二、护理措施

1. 保持病室安静清洁,室温控制在 (24±1.5)℃,相对湿度维持在 55%~

65%,严格探视制度,减少不必要人员流动。

2. 根据病情采取合适卧位,保持头颈、躯干一条轴线。

3. 遵医嘱给予流质或半流饮食。

4. 保持气管导管通畅,必要时予以吸痰,吸痰时注意无菌操作,加强气道湿化,防止分泌物结痂而造成气道阻塞。

5. 妥善固定好气管导管,固定带应打死结,松紧以插入一指为宜,根据颈部肿胀情况调节松紧度。

6. 定时(推荐每4小时)监测气囊压力,及时调整并记录,维持气囊压力在 $20\sim30cmH_2O$。

7. 气管切开伤口敷料应保持清洁、干燥,及时更换污染敷料,严格执行无菌操作,未使用呼吸机患者的气管导管上覆盖无菌生理盐水纱布或使用人工鼻。

8. 做好清醒患者非语言沟通,预防躁动时拔出气管套管,必要时约束肢体。

9. 注意呼吸情况及有无并发症,如发现呼吸困难、皮下气肿、伤口出血、纵隔气肿、肺部感染等,及时报告医生。

10. 密切巡视,一旦发现脱管,立即用弯血管钳撑开切口,迅速插入气管套管(带管芯)。

11. 堵管护理:密切观察呼吸情况,若出现呼吸困难,及时拔除堵管塞,报告医生处理。

12. 拔管护理:行堵管1~3天,从半堵到全堵管口,无呼吸困难,达到拔管的指征时即可拔管。拔管后消毒切口皮肤,用蝶形胶布拉拢切口,拔管后24小时内密切观察呼吸情况,如有异常,及时报告医生并处理。

13. 凡有传染病、耐药菌感染者,严格执行隔离措施。

三、健康教育

1. 教会患者有效咳嗽排痰的方法,以减少肺部感染等并发症的发生。

2. 对意识不清患者,向家属说明保护性约束目的。

3. 指导患者使用非语言交流方式。

第十五节 气管插管护理常规

一、评估与观察要点

1. 评估生命体征、意识与精神状态,注意听诊双肺呼吸音,有无痰鸣音。

2. 查看患者是否有活动的义齿,如有插管前应取下。

3. 评估导管的型号大小是否合适,抢救设备是否处于备用状态。

二、护理措施

1. 向患者和家属说明气管插管的必要性及注意事项。

2. 保持病室安静清洁,室温控制(24±1.5)℃,相对湿度维持在 55%~65%,严格探视制度,减少不必要人员流动。

3. 妥善固定气管导管、固定带应打死结、松紧适宜,每日检查并更换固定胶布及固定带。

4. 保持气管导管通畅,必要时予以吸痰,吸痰时注意无菌操作,加强气道湿化,防止分泌物结痂而造成气道阻塞。

5. 密切观察患者病情变化和耐受情况,定时听诊双肺呼吸音,定时(推荐每4 小时)检查气管插管的深度及气囊压力并记录,维持气囊压力在 20~30cmH_2O。

6. 做好清醒患者非语言沟通,对于谵妄或意识不清的患者,应适当约束患者双手,防止非计划性拔管,遵医嘱正确应用镇静药物。

7. 保持口鼻腔清洁,及时吸除口鼻腔分泌物,做好口腔护理。

8. 凡有传染病、耐药菌感染者,严格执行隔离措施。

9. 拔管前应充分吸净口腔和鼻腔部的分泌物。

三、健康教育

1. 对意识不清患者,向家属说明保护性约束目的。

2. 向患者说明插管后营养供给的方式。

3. 指导患者使用非语言交流方式。

第十六节　肠内营养护理常规

一、评估与观察要点

1. 评估患者的病情、意识状态、营养状况、合作程度。

2. 评估管饲通路情况、输注方式、有无误吸风险。

3. 观察营养液输注中、输注后的反应。

二、护理措施

1. 给予肠内营养之前,向患者及其家属说明肠内营养的目的、注意事项,给予心理支持,取得理解和配合。

2. 根据医嘱,合理选择肠内营养液制剂。营养液应现配现用,配制时遵守无菌操作原则,暂不用时置于4℃冰箱冷藏,不宜超过24小时,每日更换输注管或专用泵管。

3. 根据患者病情,喂养时间长短选择合适的肠内营养给予途径和输注方式。

4. 病情允许,进行肠内营养时,抬高床头30°~45°以防反流和误吸。

5. 使用营养液前充分摇匀,输注时保持营养液温度接近体温,室温较低时可使用恒温加热器。

6. 肠内营养输注应循序渐进,开始采用低浓度、低速度、低剂量,逐渐增加,尽量使用肠营养泵控制速度。

(1)经胃管途径:开始每日输注全浓度的营养液500~1000ml,速度50ml/h,3~4日内逐渐增加速度至100ml/h,达到总需要量2000ml。

(2)经肠管途径:先用1/4~1/2全浓度的营养液,速度25~50ml/h,从500~1000ml/d开始,逐日增加速度、浓度,5~7日达到患者能耐受的总需要量。

7. 在输注过程中,观察病情变化,若患者突然出现呼吸急促、呛咳,咳出物类似营养液时,疑有误吸的可能。应立即停止输注,鼓励和刺激患者咳嗽,排出吸入物和分泌物,无咳嗽能力的患者可及时经口、鼻腔或气管导管吸除,及时报告医生,必要时气管镜清除误吸物。

8. 定期检查喂养管的位置,妥善固定,保持通畅,喂养管通常只用于营养液的输注,如需注入药物务必参考药物说明书。药丸经碾碎、溶解后注入喂养管,以免药丸在营养液中不能溶解而黏附于管壁或堵塞管腔。

9. 每次输注前后、连续输注过程中每间隔4小时、特殊用药物前后均用30ml温开水冲洗喂养管。

10. 预防并发症发生,注意血糖、尿量变化,定期检查血常规、血生化。

三、健康教育

1. 指导患者在输注过程中出现不适,应及时报告医护人员。

2. 告知患者及其家属肠内营养的目的,取得配合。

3. 告知患者喂养管应定期更换。

第四章　急诊护理常规

第一节　急诊一般护理常规

1. 对就诊患者采取 mews 评分系统快速进行预检分诊,尽快安排就诊,1、2级患者通过绿色通道直接送入抢救室救治。

2. 在电子分诊系统对就诊患者做好登记,包括就诊科室、患者的分级、主诉、生命体征,并做好日工作量统计。

3. 严格执行三查八对制度,及时准确执行医嘱,密切观察患者病情变化,配合医生积极处理,实行床头交班制。

4. 完善各种护理记录,做好安全护理。

5. 严格执行无菌技术、消毒隔离制度,防止交叉感染。

6. 维持就诊秩序。耐心回答患者问题,指导患者接受检查和治疗,做好必要的沟通解释工作和健康知识指导。

第二节　急诊留观护理常规

1. 合理安排患者床位,做好登记,介绍留观环境,告知患者科室规章制度及留观注意事项。

2. 核对医嘱及用药。及时准确执行医嘱,向患者交待输液和相关病情注意事项,定时巡视,发现病情变化,及时报告医生做出处理。

3. 严格执行交接班制度,认真做好三查八对,每班实行床旁交接,了解患者病情与医嘱执行情况。

4. 及时安排患者进行相关检验、检查、住院等,危重患者由医务人员护送转运。

5. 患者离开留观室时及时清理一览牌,登记患者去向,嘱患者清理好自身物品、带好病历,并做好相关健康教育,床单位做好终末消毒,铺好备用床。

6. 疑似传染病患者,按规定做好消毒隔离工作。

7. 无名氏等特殊患者完善登记记录,妥善保管留观病历,及时报告科室主任、护士长及保卫科等,避免医疗纠纷。

第三节　急诊抢救护理常规

1. 接诊急诊抢救患者直接由急救绿色通道进入抢救室。

2. 立即评估患者病情,迅速准确做出判断,给予相应的急救,必要时迅速给予基本生命支持术或进一步高级生命支持,并做好相应护理常规。

3. 保持抢救室安静、舒适,保证各种急救物品和抢救器材完好备用。

4. 专人护理,密切观察患者病情变化,做好生命体征的监测,及时准确填写抢救护理记录和用药情况。

5. 及时准确执行医嘱,保证各项抢救治疗有序进行,及时观察药物的作用和不良反应。

6. 妥善固定各种管道,保持通畅。

7. 注意患者安全,高危患者防坠床、防跌倒。

8. 做好基础护理,翻身需根据患者情况而定,一般每2小时翻身一次,防止压疮及各种并发症。

9. 做好患者的心理护理,取得患者及其家属的理解和配合,避免医疗纠纷。

10. 根据患者病情进展,做好转科、手术等准备。

第四节　多发伤抢救护理常规

一、评估与观察要点

1. 了解患者受伤原因、时间、地点、部位以及伤后表现等。

2. 评估受伤部位,严密观察生命体征、神志、瞳孔及尿量情况。

3. 评估患者疼痛和心理社会状况。

二、护理措施

1. 根据伤情选择合适体位,注意保暖,防治低体温。

2. 给氧,保持气道通畅,必要时予气管插管及机械通气。

3. 迅速建立两条及以上静脉通路,不在受伤肢体的远端选择静脉通路,根据病情快速补液,但对于胸腹部活动性内出血尚未控制的创伤失血性休克患者,应采取限制性液体复苏策略。必要时深静脉置管,并监测CVP。

4. 协助医生进行伤口包扎止血、创面清创等处理。

5. 根据医嘱给予升压、止血、防治感染、止痛、镇静等对症处理,及时采集标本送检,督促检验结果回报,协助超声及放射影像检查等。

6. 严密观察生命体征、神志、瞳孔、出入水量、尿量,动态观察及反复检查伤员的伤情等,发现致命伤情如连枷胸、张力性气胸、颅内出血、腹部膨隆内出血、外伤活动性出血等,及时通知医生处理,并做好急诊手术准备。

7. 休克者,抗休克处理;心跳呼吸骤停者,立即心肺复苏。

8. 妥善固定各种管道,保持畅通。

9. 需手术者,尽快完善术前准备,督促其办理住院手续,与手术医生一起护送患者至手术室。

三、健康教育

1. 鼓励患者,消除焦虑、恐惧等不良情绪。

2. 详细介绍管道作用,告知拔管会出现的危险,取得患者的理解和配合。

3. 普及安全知识,加强安全防护,避免受伤。

第五节　急性心肌梗死护理常规

一、评估与观察要点

1. 评估患者患病的危险因素,有无明显的诱因,了解疼痛的部位、性质、程度及持续时间,疼痛发作时有无伴随症状,观察抗心绞痛药物的疗效及不良反应。

2. 评估生命体征及心电图变化,了解心肌缺血程度、有无严重心律失常、心源性休克、心力衰竭等发生。

3. 评估患者的心理状态和对疾病的认知程度。

二、护理措施

1. 胸痛发作 12 小时内,嘱患者绝对卧床休息,严格限制探视,根据病情指导活动,落实患者的生活护理。

2. 发病后 4~12 小时宜流质饮食,随后过渡到低脂、低胆固醇清淡饮食,提倡少量多餐。

3. 严密心电监测,观察心律、心率、血压及心电图(首次做好标记)等变化;

警惕室颤或心脏骤停、心脏性猝死的发生,备好急救药物和抢救设备如除颤仪起搏器等,随时做好抢救准备。

4. 保持气道通畅,确保有效供氧。

5. 遵医嘱正确给予镇痛及抗血小板聚集药物,注意药物剂量(如阿司匹林首次剂量达到 150~300mg),并密切观察药物的不良反应。

6. 保持大便通畅,避免用力大便,必要时使用缓泻剂。

7. 行溶栓治疗时按急性心肌梗死溶栓治疗护理常规护理。

8. 行心血管介入治疗者按介入治疗相关护理常规护理。

9. 给予患者心理支持,缓解其紧张、焦虑情绪,必要时遵医嘱使用镇静剂。

三、健康教育

1. 指导患者进行心理调整和个体化康复运动,纠正不良生活方式,告知疾病相关知识及用药知识。

2. 指导患者自我识别心肌梗死的先兆症状,如心绞痛发作或程度加重及时告诉医护人员。

3. 指导患者家属心肺复苏的基本技术以备急救。

第六节　急性左心衰竭护理常规

一、评估与观察要点

1. 评估可能引起患者急性心力衰竭的诱发因素,了解既往病史。

2. 观察患者有无发绀、缺氧、呼吸困难。

3. 评估患者的心理状态和对疾病的认知程度。

二、护理措施

1. 协助患者取端坐位,双腿下垂,减少静脉回流,减轻心脏负荷,患者常烦躁不安,需注意安全,防止坠床。

2. 鼻导管或面罩吸氧,流量为 6~8L/min,用 20%~30%酒精做湿化吸氧,降低肺泡表面张力,改善肺通气。必要时采用呼吸机持续加压(CPAP)或双水平气道正压(BiPAP)给氧。

3. 立即建立两条静脉输液通道,严格控制输液速度,每天摄入量不超过2000ml。遵医嘱正确使用镇静、利尿、血管扩张药、正性肌力药物等,观察疗效与不良反应。

4. 对采用主动脉内球囊反搏术(IABP)的极危重患者做好相应护理。

5. 严密监测生命体征、心电图、水电解质、血气分析等,观察患者意识、精神状态、皮肤颜色、温度及出汗情况,记录出入水量。

6. 给予心理支持,安慰患者,避免精神过度紧张。

7. 做好基础护理与日常生活护理。

三、健康教育

1. 向患者介绍发生心衰的诱因,并给予针对性预防指导。

2. 指导患者在用药期间,如有不适及时报告医护人员。

3. 根据心功能情况指导患者的休息与活动。

第七节　急性冠状动脉综合征(ACS)护理常规

一、评估与观察要点

1. 评估急性胸痛的部位、性质,诱发因素、严重程度。

2. 监测患者的生命体征如血压、脉搏、呼吸、血流动力学变化。

3. 监测心电图活动、分析心电图,评估有无心肌缺血、心律失常。

4. 评估患者的心理状态和对疾病的认知程度。

二、护理措施

1. 绝对卧床休息,取平卧位,描记12或18导联心电图。

2. 保持呼吸道通畅,给氧,使血氧饱和度≥95%。

3. 迅速建立静脉通路,给予急救止痛、镇静、溶栓等药物治疗,观察效果及不良反应。按医嘱及时送检血液标本,追踪检验结果。

4. 观察患者生命体征、神志、尿量变化以及休克有无改善等,准确记录24小时出入水量;持续心电监护,动态监测心电图的变化,及时发现及治疗致死性心律失常,备好除颤仪;观察胸痛的性质、部位、程度、持续时间,有无放射性痛。

5. 预防并发症发生,及时识别各种心律失常,并迅速配合医生给予及时处理;估计有血容量不足时,积极扩充血容量,给予血管活性药物;如发生急性左心衰竭,按急性左心衰竭护理常规护理;心脏骤停时,立即行心肺复苏术。

6. 做好心理护理,保持环境安静,稳定患者情绪,消除恐惧感。

三、健康指导

1. 改变生活方式,指导合理膳食,适当运动,控制体重。

2. 避免劳累、情绪激动,减轻精神压力。

3. 指导患者做好病情自我监测,正确用药。

4. 指导所有胸痛患者应于 24 小时内随诊。

第八节　高血压危象护理常规

一、评估与观察要点

1. 评估诱发因素。

2. 观察突然性血压升高及相关表现。

3. 评估自主神经功能失调表现。

二、护理措施

1. 绝对卧床休息,取半卧位,减少刺激,避免躁动。

2. 保持呼吸道通畅,吸氧。

3. 建立静脉通道,持续心电监护,记录 24 小时尿量。

4. 遵医嘱迅速降低血压,降压原则为及时降压、速度合理、幅度适当、联合用药。最初 1 小时平均动脉压下降不超过 25%,随后 2~6 小时降至安全血压水平 160/100mmHg 左右,以后 24~48 小时逐步降至正常水平,密切观察药物不良反应。

5. 遵医嘱给予对症治疗,防治高血压危象的靶器官损害。

6. 观察生命体征、心电图和神志、尿量,若尿量少于 30ml/h,应通知医生及时处理,调整用药。

7. 提供保护性措施,防躁动、坠床。抽搐者使用压舌板保护舌头,防咬伤。

8. 加强心理护理,消除紧张情绪。

三、健康指导

1. 向患者强调未规律服用降压药或突然停药是诱发高血压危象的因素。

2. 当患者出现血压急剧上升、头痛、胸闷、恶心等不适,立即就地休息并到医院就诊。

3. 避免情绪激动、精神紧张、过度疲劳、大量吸烟、酗酒以及寒冷刺激。

第九节　急性呼吸窘迫综合征护理常规

一、评估与观察要点

1. 评估患者的呼吸状况,咳嗽、咳痰情况,皮肤及甲床色泽,有无窒息先兆。

2. 动脉血气、心功能情况。

3. 评估患者神志、有无肺脑先兆。

二、护理措施

1. 绝对卧床休息,取半卧位或坐位。

2. 保持呼吸道通畅,促进痰液的引流排出。

3. 迅速纠正缺氧,尽早进行机械通气治疗,氧疗过程中注意观察氧疗效果,必要时采用俯卧位辅助通气,以改善氧合。

4. 迅速建立静脉通路,正确采取血液标本,及时了解血气分析结果。

5. 严密监测患者呼吸、体温、脉搏、血压、SPO$_2$、神志变化及水电解质酸碱平衡情况,定时监测血气;记录 24 小时出入水量;观察记录痰的色、量、质、味,准确留取痰标本;发现病情变化及时配合医生处理。

6. 按医嘱及时准确给药,观察疗效和不良反应。

7. 鼓励清醒患者进食,给予高蛋白、高脂肪、低糖类、多维生素饮食,不能进食者给予鼻饲营养。

8. 加强心理护理。

三、健康指导

1. 指导患者制定合理的活动与休息计划。

2. 教会患者有效呼吸及咳嗽咳痰技术。

3. 鼓励患者进行耐寒锻炼和呼吸功能锻炼。

4. 用药指导和自我病情监测。

第十节　过敏性休克护理常规

一、评估与观察要点

1. 评估患者的生命体征、神志、尿量。

2. 评估患者精神状况、皮肤的色泽、温度和湿度,了解微循环灌注的情况。

3. 观察有无荨麻疹、支气管痉挛、喉头水肿和呼吸窘迫。

二、护理措施

1. 一旦确认患者发生过敏性休克，立即停用或消除引起过敏反应的物质。

2. 将患者平卧，报告医生，就地抢救。

3. 立即皮下注射 0.1% 肾上腺素 1ml，小儿酌减。症状不缓解，遵医嘱隔 20~30 分钟再皮下或静脉注射 0.5ml，直至脱离危险期。

4. 建立静脉输液通道，遵医嘱予解痉平喘、抗休克治疗。注意保暖，防止寒冷加重循环衰竭。

5. 吸氧，改善缺氧状况。呼吸抑制时，立即行人工呼吸，遵医嘱注射尼可刹米、洛贝林等呼吸兴奋剂；如喉头水肿或明显呼吸困难者，行气管切开。

6. 遵医嘱予以地塞米松 5~10mg 静脉注射或氢化可的松 100~200mg 加入 500ml 葡萄糖溶液中静脉滴注，抗组胺类药物如异丙嗪、苯海拉明，血管活性药物如多巴胺等。

7. 心脏骤停者，应立即给予心肺复苏术。

8. 密切观察患者生命体征、神志和尿量情况并记录。

三、健康教育

1. 避免接触过敏原。

2. 给予心理疏导，减轻紧张情绪。

第十一节　急性中毒护理常规

一、评估与观察要点

1. 及时了解中毒物的种类、名称、剂量、途径和接触时间，发现地点。

2. 评估患者生命体征的变化，注意皮肤黏膜颜色、温度、湿度及有无腐蚀征象。

3. 观察呼吸的频率、深浅，评估呼出的气体是否有特殊异味。

4. 观察患者意识，评估有无神经系统改变。

5. 观察患者洗胃、用药后的生命体征变化，监测尿量，了解肾功能。

二、护理措施

1. 立即终止接触毒物。

2. 迅速清除体内尚未被吸收的毒物：

（1）毒物由呼吸道吸入者，立即脱离中毒现场，移至通风良好的环境中，尽快吸氧，必要时使用呼吸机或高压氧治疗。

（2）毒物经皮肤和黏膜吸收者，立即去除污染衣服，用清水彻底清洗体表皮肤、头发及指缝。

（3）毒物由消化道吸收者，立即进行催吐、洗胃、导泻、灌肠、使用吸附剂等方法。但对服强酸、强碱等腐蚀性毒物者禁止洗胃，可用蛋清、牛奶等保护胃黏膜。

3. 保持呼吸道通畅，给氧，维持有效的呼吸功能，必要时气管插管，呼吸机辅助通气。

4. 建立静脉通道，遵医嘱应用利尿剂、特殊解毒剂等治疗，促进已吸收毒物的排出。

5. 做好心电监护及抢救配合，如神志不清或惊厥者，设专人护理。

6. 观察生命体征及神志、瞳孔、循环等变化，准确记录出入水量。

7. 及时留取大小便、呕吐物、分泌物送检，正确采集各类标本进行毒物分析检测。

8. 重度中毒者需做透析或血液灌流、血浆置换、换血等治疗，并做好准备工作。

三、健康教育

1. 做好患者思想工作，解除顾虑。

2. 告知患者恢复期注意事项。

3. 向患者宣教预防中毒及自救防护知识。

第十二节　急性有机磷农药中毒护理常规

一、评估与观察要点

1. 了解患者发生中毒的时间、经过、毒物的种类及吸收途径。

2. 观察患者中毒后的生命体征、瞳孔及流涎等症状。

3. 评估患者用药后的皮肤湿度、心率、瞳孔大小等变化，观察有无阿托品中毒。

4. 观察有无休克、呼吸衰竭、脑水肿、肺水肿等并发症发生。

5. 评估患者的心理社会状况，有无焦虑、抑郁等。

二、护理措施

1. 迅速排除毒物。立即撤离有毒环境,脱去染毒衣服,用肥皂水彻底冲洗污染的皮肤、黏膜和头发,然后用微温水冲洗干净。

2. 对口服中毒者,及时、反复、彻底有效洗胃,直至洗出液清亮无味为止,尽早排出未吸收的毒物,洗胃后可注入活性炭吸附毒物,硫酸镁导泻。

3. 迅速建立静脉通道,遵医嘱使用特殊解毒剂,并予对症支持治疗,积极防治并发症。解毒剂应用原则为早期、足量、联合、重复用药。

4. 保持呼吸道通畅,给予吸氧,呼吸微弱或呼吸肌麻痹者,行气管插管,机械辅助通气。

5. 密切观察生命体征、神志、瞳孔等变化,准确判断病情。

6. 昏迷患者取平卧位,头偏向一侧,以防误吸,保持床单位干燥、平整,防止压疮和感染,注意保暖。

7. 病情许可时,尽量鼓励患者进食。

8. 了解患者服毒或染毒原因,做好心理护理。

三、健康教育

1. 给予适当的心理疏导。

2. 对自杀者的家属,提供情感支持。

3. 宣传预防有机磷农药中毒的有关知识。

第十三节　急性酒精中毒护理常规

一、评估与观察要点

1. 评估饮酒的种类、时间、酒精的度数及患者对酒精的耐受程度。

2. 评估患者的呼吸及意识状态。

3. 评估患者呕吐的次数、呕吐物的性状、有无胃出血。

二、护理措施

1. 卧床休息,注意保暖,维持正常体温;保持气道通畅,吸氧,及时清理呕吐物和呼吸道分泌物。

2. 维持循环功能,纠正低血压,防治肝、肾、脑、消化道出血、横纹肌溶解等并发症。

3. 一般不需要催吐或洗胃,如果摄入酒精量极大或同时服用其他药物时应尽早洗胃,昏迷患者应维持呼吸道通畅,必要时予气管插管、机械通气。

4. 观察患者生命体征,尤其是神志、呼吸和呕吐物性状;监测心电活动,及时发现心律失常和心肌损害;密切监测血糖水平,及时配合医生处理。

5. 重症者可采用透析疗法,迅速降低血中乙醇浓度,抢救患者生命。

6. 做好安全护理,躁动者防坠床。

三、健康教育

1. 开展反对酗酒宣教。

2. 早期发现嗜酒者,进行相关并发症治疗和康复治疗。

第十四节　电击伤抢救护理常规

一、评估与观察要点

1. 询问患者发生触电的时间、地点、途径、电源电压的高低,电流的强度。

2. 检查患者电击损伤部位,监测有无心律不齐、心动过速。

3. 评估患者生命体征、神志等变化。

二、护理措施

1. 采用最安全、最迅速的办法脱离电源。

2. 电击伤较轻者,卧床休息,观察病情变化,遵医嘱给予对症支持治疗;电击伤严重者,保持呼吸道通畅;对心搏骤停或呼吸停止者,应立即行心肺复苏术,不能轻易终止复苏。

3. 迅速建立静脉通道,遵医嘱给药,恢复循环容量,保护心肌细胞和其他重要脏器功能,预防心律失常、感染等各种并发症。

4. 吸氧,并进行心电监护,尤其是氧饱和度监测和中心静脉压监测。

5. 严密观察病情变化,定时监测生命体征,及时发现心律失常、心肌损伤及肾功能损害。

6. 搬运患者过程中注意有无头颈部损伤和其他严重创伤,必要时戴颈托,使用硬板床。

7. 积极清除电击烧伤的坏死组织,保持患者局部伤口敷料清洁干燥。

三、健康教育

1. 宣传安全用电知识。

2. 交待患者及其家属遵守用电操作流程,讲解电击伤的自我防范措施。

第十五节　溺水抢救护理常规

一、评估与观察要点

1. 询问溺水时间、地点、水源性质,检查有无合并外伤。

2. 评估患者的生命体征、神志、呼吸频率和呼吸深度,了解窒息的程度。

3. 评估尿量,注意有无血尿、少尿或无尿。

二、护理措施

1. 迅速脱离险境。

2. 对于心跳、呼吸停止者,立即行心肺复苏术。

3. 对于有心跳、呼吸者,即刻清理口腔异物,去除呼吸道内积水、分泌物等,保持呼吸道通畅,给予高流量氧气吸入,必要时气管插管,适当呼吸支持。

4. 迅速建立静脉通路,维持血流动力学的稳定,遵医嘱纠正水、电解质和酸碱平衡失调,防治肺、脑、肾等并发症。

5. 遵医嘱采用低温、人工冬眠、高压氧等治疗,保护脑组织。

6. 密切观察患者病情变化、生命体征、神志、瞳孔、皮肤和尿液的变化,并做好记录。

7. 换下湿衣服,注意保暖,做好复温护理。

三、健康教育

1. 加强安全意识教育。

2. 对有自杀念头者,做好家属思想工作,取得社会支持。

第十六节　中暑抢救护理常规

一、评估与观察要点

1. 询问患者发病时所处环境,有无遮阳、通风、降温设施,是否高温作业等。

2. 评估患者的生命体征、神志、中暑类型,有无晕厥、高热、抽搐、昏迷。

3. 评估有无水、电解质失衡,有无脱水。

二、护理措施

1. 立即置患者于通风、阴凉的环境(温度宜 20~25℃),取平卧位休息,保持呼吸道通畅,给氧,必要时机械通气。

2. 对先兆中暑或轻度中暑患者,口服淡盐水或清凉饮料等;对于重度中暑者,立即建立静脉通路,遵医嘱输液降温及对症处理。

3. 快速降温,给予物理降温,头部置冰帽或冰枕,腋窝、腹股沟等大动脉处放置冰袋,注意避免冻伤;采用冰毯、冰水擦拭或冰水浴;用 4℃生理盐水 200~500ml 进行胃灌洗或直肠灌肠。

4. 密切观察意识、瞳孔、生命体征等病情变化:

(1)采取降温措施后,每 15~30 分钟测量肛温 1 次并记录,根据肛温变化调整降温措施。

(2)观察末梢循环情况,以确定降温效果。

(3)如降温过程中,患者出现昏迷、呼吸抑制、血压明显下降,应停止药物降温,立即配合医生处理。

5. 对于病情危重者,给予心电监护,监测尿量、尿比重、尿色,记录 24 小时出入水量,监测有无水、电解质失衡等,防止并发症发生。

6. 做好口腔及皮肤护理。

7. 对症护理,对高热惊厥的患者应置于保护床内,防止坠床和舌咬伤。

三、健康教育

1. 向患者及其家属讲解预防中暑的常识。

2. 告知高温工作者,注意防护,避免劳累,衣着宽松。

3. 告知患者先兆中暑的自救知识。

第五章 内科门诊护理常规

第一节 门诊一般护理常规

1. 提前做好开诊的准备工作;检查各诊室所需物品是否完备,定位放置。

2. 热情接待患者,耐心细致地解答患者提出的有关问题,满足患者的合理需求。

3. 根据患者病情,为患者做好预检分诊工作,指导患者到最适宜的科室就诊;为行动不便的患者提供轮椅和担架,护送患者就诊及做各项检查。

4. 对符合优先条件的患者予以优先就诊,病情突然发生变化者护送到急诊科救治;对疑似传染病或传染病患者护送至相应专科就诊,并做好消毒隔离。

5. 维持正常的诊疗秩序,注意保护患者的隐私,男医生为女性患者做隐秘部位体查时需有护士或家属陪同。

6. 应用多种方式做好候诊患者的健康教育,对特殊检查、治疗、手术等患者给予指导,对就诊后的患者主动指导下一诊疗环节,对需要复诊的患者做好预约诊疗指导。

7. 急救药品、物品保持完好备用,用后及时补充,定期检查;做好各种突发应急事件的处理和救治。

8. 严格遵守各项操作规程,准确及时完成各项治疗;严格执行消毒隔离制度,按照《医疗废物管理条例》的规定做好医疗废物的处置。

9. 做好安全防护工作,下班前关好门、窗、水、电、空调及医疗设施等,注意防火防盗。

10. 督促物业人员做好卫生保洁工作,保持门诊大厅和各楼层诊室内外整洁、舒适、安静、安全、空气流通。

第二节 内科门诊一般护理常规

1. 按门诊一般护理常规。

2. 巡视诊区,对急重症患者给予优先就诊,并做好病情观察及记录,做好患者风险评估,保障患者安全。

3. 及时准确执行医嘱,确保各项诊疗计划有序实施。

4. 了解患者心理需求,给予心理支持,做好耐心细致的解释工作。

5. 对就诊后的患者主动指导下一诊疗环节,做好健康宣教;对用药、饮食及康复锻炼给予指导;对需要复诊的患者做好预约诊疗指导。

第三节 儿科门诊护理常规

1. 按门诊一般护理常规。

2. 健全门急诊诊区安全设施,加强安全护理。

3. 根据儿童心理特点布置候诊、就诊环境,维持候诊秩序。

4. 备齐诊室所需器械、物品及抢救用物。保持诊室与病房的清洁、通风,预防交叉感染,按规定做好用物处置与消毒。

5. 做好预检分诊,根据儿科门急诊预检分诊及分级标准安排就诊;发现感染性患儿指导到感染科就诊。

6. 及时准确执行医嘱,密切观察患儿病情变化,发现异常情况及时报告医生,并做出相应的处理。

7. 及时了解患儿的需求,做好心理护理,取得其家属的配合;对就诊后的患儿及家长主动指导下一诊疗环节。

8. 根据患儿病情,做好患儿及其家属的健康宣教;对需要复诊的患儿做好预约诊疗指导。

9. 危重症患儿经"绿色通道"直接进入抢救室进行抢救,遵照"先救治,后交费"原则。

第四节　发热门诊护理常规

一、评估与观察要点

1. 了解患者有无流行病学史、接触史、流感样症状如 T≥38℃、咽痛、咳嗽等,必要时咽拭子采样。

2. 胸片、血常规、用药情况。

3. 评估患者心理状态。

二、护理措施

1. 单独分区设置,业务用房相对独立,配备专职医生和护士。诊区安静、安全、清洁、空气流通。

2. 为患者佩戴一次性口罩,由导诊护送至发热门诊就诊。

3. 监测体温、脉搏、呼吸、血压并记录于门诊病历上。

4. 做好患者的流感样监测工作,对符合咽拭子采样标准的患者进行咽拭子采样,并将标本转送至集中存放处,统一送检。

5. 高热患者遵医嘱给予降温处理,半小时后复测体温并做好记录。

6. 严格执行消毒隔离技术操作规范,做好发热患者登记及协助医生报告传染病疫情。

三、健康教育

1. 鼓励患者多饮水,进高维生素、高热量、易消化、清淡饮食。

2. 注意隔离,戴口罩,避免交叉感染。

3. 保持室内空气流通,定时通风。

4. 出汗后及时更换衣物,避免受凉。

第五节　肠道门诊护理常规

一、评估与观察要点

1. 了解患者有无流行病学史、接触史。

2. 了解患者大便次数、颜色、气味、性状。

3. 了解患者呕吐物的性状、数量,有无脱水表现。

4. 了解患者大便常规、大便霍乱常规检测及血常规情况。

5. 评估患者心理状态。

二、护理措施

1. 门诊单独分区,业务用房相对独立,配备专职医生和护士。诊区安静、安全、清洁,配备纱门、纱窗,卫生间单独设置。

2. "逢泻必登、逢泻必检",必要时做大便培养,对就诊后的患者主动指导下一诊疗环节。

3. 观察生命体征,大便次数、气味、性状及呕吐物的性状、数量,有无脱水表现。

4. 鼓励患者口服补充营养和水分。饮食宜清淡、易消化、无刺激性,严重腹泻者应暂时禁食。

5. 保持肛门周围皮肤清洁,腹泻次数过多者,注意保护肛周皮肤。

6. 严格执行消毒隔离技术操作规范,患者呕吐物及排泄物经消毒后再处置。

7. 协助医生做好传染病疫情报告工作,落实手卫生。

三、健康教育

1. 做好床旁隔离,避免交叉感染。

2. 指导合理膳食,勿暴饮暴食或进食大量冷饮及辛辣刺激食物。

3. 注意饮食卫生和手卫生,做好食物的清洁和食具的消毒。

第二篇
内科护理常规

第六章　内科一般护理常规

1. 患者入院后,热情接待,安置病床,详细介绍病室环境及入院须知,送至床旁并报告医生。

2. 入院后测血压、体重、修剪指甲,完成入院处置,如体重因病情不允许测量时,在三测单相应栏内填"平车";以后每周测体重、血压一次并记录。

3. 入院后测 T、P、R,每日 3 次,连续 3 日无异常者,改为每日 1 次。超过37.5℃每日测量 3 次,38~38.9℃每日测量 4 次,39℃及以上每日测量 6 次, 并按高热护理常规护理。

4. 遵医嘱给予饮食,在遵循治疗膳食原则的同时,尽量帮助患者选择可口的食物。

5. 遵医嘱留取各项检验标本,每日记录大小便次数,三天未解大便者给予相应处理。

6. 保持病室安静、舒适,阳光充足,空气新鲜,室温 18~22℃为宜,相对湿度50%~60%,每日用消毒液拖地面两次。有序安排各项检查、治疗、护理,以促进休息和睡眠。

7. 特殊检查、治疗的患者,按照服务流程规范落实,危重患者必须先预约,专人护送,保证患者安全。

8. 落实分级护理制度,落实基础护理及危重患者护理,严密观察患者生命体征、神志、瞳孔变化,根据病情观察分泌物和排泄物的性状、颜色及量。

9. 及时准确执行医嘱,确保各项诊疗计划的实施,指导患者正确服药,观察药物疗效及不良反应。

10. 根据不同病情采取不同卧位。病情轻者指导患者活动,对长期卧床、消瘦、脱水、营养不良、昏迷等患者做好皮肤护理,按时翻身,防止压疮发生。

11. 根据病情给予压疮、跌倒、血栓及生活自理能力等风险评估并采取相应的防范措施。

12. 做好安全护理、心理护理、康复锻炼,做好健康宣教及出院指导(包括休息、饮食、服药、活动、复查等内容)。

第七章 呼吸内科护理常规

第一节 呼吸系统疾病一般护理常规

一、评估与观察要点

1. 评估患者生命体征、意识、呼吸频率与节律、皮肤、黏膜、咳嗽、咳痰及胸痛情况。

2. 评估患者的睡眠、心理、营养状况。

3. 了解患者用药情况、生活方式、吸烟史。

4. 了解血常规、痰培养、血气分析及胸片结果。

二、护理措施

1. 按内科一般护理常规。

2. 保持病室适宜的温度和湿度,劝戒烟,避免受凉。

3. 高热及危重患者应卧床休息,呼吸困难者半坐卧位,恢复期患者可适当活动。

4. 给予易消化的营养饮食,避免刺激性食物。

5. 呼吸困难者,根据病情遵医嘱吸氧。

6. 观察病情变化,注意患者咳嗽、咳痰、咯血、胸痛、呼吸困难等症状。

7. 保持呼吸道通畅,指导有效咳嗽排痰。

8. 遵医嘱正确收集痰标本。

9. 呼吸衰竭时,慎用镇静剂及抑制呼吸的药物;烦躁不安、昏迷、谵妄患者禁用吗啡、巴比妥类药物。

10. 根据病情备好抢救物品。

三、健康教育

1. 告知肺部疾病的相关知识,戒烟酒,避免受凉、淋雨、劳累过度。

2. 指导患者摄入足够的营养物质,情绪稳定,劳逸结合,适当锻炼,增强体质。

四、出院回访

1. 了解患者一般情况,包括有无咳嗽、咳痰、呼吸困难、睡眠、饮食、心理状态等。

2. 是否遵医嘱正确服药,不适随诊。

第二节　肺炎护理常规

一、评估与观察要点

1. 询问病史,有无与患病相关诱因,如受凉、劳累等。

2. 评估目前病情,确定患者现存的主要症状,观察患者有无寒战高热、咳嗽咳痰、胸痛等情况。

3. 了解血常规、痰培养、血气分析及胸片结果。

二、护理措施

1. 急性期卧床休息,胸痛剧烈时,取患侧卧位,减轻疼痛,必要时遵医嘱使用镇痛药。

2. 低氧血症的患者遵医嘱给予氧气吸入,纠正缺氧,改善呼吸困难。

3. 予清淡易消化的高热量、高维生素、高蛋白饮食,鼓励多饮水。

4. 保持呼吸道通畅,促进有效排痰,监测并记录生命体征,重点观察儿童、老年人、久病体弱者的病情变化。

5. 高热患者按高热护理常规。

6. 在使用抗生素前遵医嘱留取痰和血培养,使用后观察药物疗效和不良反应。

三、健康教育

1. 告知患者肺炎的基本知识,告知其病因及诱因。患者应避免上呼吸道感染、受凉、淋雨、吸烟、酗酒及劳累过度。

2. 指导患者摄入足够的营养物质,情绪稳定,劳逸结合,适当锻炼,增强体质。

四、出院回访

1. 了解患者一般情况,包括咳嗽、咳痰、呼吸、睡眠、饮食、心理状态等。

2. 是否遵医嘱正确服药,嘱患者不适随诊。

第三节　支气管哮喘护理常规

一、评估与观察要点

1. 观察患者生命体征、意识、喘息、呼吸、胸闷、皮肤、黏膜、咳嗽、咳痰情况。

2. 了解患者对所用药物名称、剂量、用法、疗效及不良反应等知识的掌握情况。

3. 了解血气分析、肺功能及其它检验检查结果。

4. 了解患者生活及工作的环境,评估哮喘发作的诱因,心理状况。

二、护理措施

1. 提供安静、舒适、温湿度适宜的环境,病室内不宜摆放花草,避免使用皮毛、羽绒或蚕丝织物等。

2. 急性期协助患者取坐位或半坐卧位。

3. 呼吸困难者,遵医嘱给予吸氧,必要时行机械通气治疗。

4. 予清淡、易消化、足够热量的饮食,避免进食硬、冷、油煎食物,避免食用与哮喘发作有关的食物,如鱼、虾、蟹、蛋、牛奶等,戒烟酒。

5. 密切观察病情,观察哮喘发作的前驱症状,加强对急性期患者的监护。

6. 协助患者有效咳嗽和排痰,保持呼吸道通畅。

7. 遵医嘱用药,观察药物疗效及不良反应。

8. 给予心理疏导和安慰,讲解哮喘的诱发因素及用药注意事项,消除患者过度紧张情绪。

三、健康教育

1. 指导患者增加对哮喘的激发因素、发病机制、控制效果认识。

2. 指导患者避免摄入易引起过敏食物;避免强烈的精神刺激和剧烈运动;不养宠物;避免接触刺激性气体及预防呼吸道感染;避免冷空气刺激等。

3. 指导患者识别哮喘发作的先兆表现和病情加重征象,缓解期要加强体育锻炼,增强体质,提高机体免疫力。

4. 指导患者或家属掌握正确的药物吸入技术。

四、出院回访

1. 了解患者一般情况,包括咳嗽、咳痰、呼吸、睡眠、饮食、心理状态等。

2. 了解患者是否知晓哮喘发作的先兆表现,是否能遵医嘱正确使用吸入剂。

3. 嘱定期复查,不适随诊。

第四节 胸腔积液护理常规

一、评估与观察要点

1. 评估生命体征,观察胸痛及呼吸困难程度、体温的变化。

2. 评估患者心理、营养状况。

二、护理措施

1. 卧床休息,一般为半卧位,胸痛剧烈者患侧卧位,必要时用宽胶布固定胸壁,胸痛剧烈时遵医嘱给予止痛剂。

2. 保持呼吸道通畅,鼓励患者积极排痰,遵医嘱给予低、中流量持续吸氧。

3. 予高蛋白、高热量、高维生素易消化食物。

4. 密切观察生命体征,避免剧烈咳嗽、剧烈活动或突然改变体位。

5. 协助医生行胸腔穿刺引流术,首次抽液量不宜超过 600ml,以后每天不超过 1000ml,保持胸腔闭式引流通畅,防止引流管的滑脱,准确记录引流液的颜色、性质、量。

6. 做好心理指导,及时向患者及家属说明诊疗、护理操作的目的及配合要点,帮助患者树立治疗疾病的信心。

三、健康指导

1. 指导患者坚持呼吸功能锻炼,防止并发症发生。

2. 指导患者减轻疼痛的方法,如避免突然改变体位、坚持腹式呼吸、患侧卧位等。

3. 指导患者严格遵医嘱服药,坚持治疗。

4. 指导患者加强营养,避免劳累、受凉,预防呼吸道感染。

四、出院回访

1. 了解患者胸闷、胸痛的症状、有无呼吸及呼吸功能锻炼情况。

2. 饮食、休息及心理状态。

3. 是否遵医嘱服药,嘱定期复查,不适随诊。

第五节　自发性气胸护理常规

一、评估与观察要点

1. 评估患者生命体征、面色、意识、胸痛、发绀、咳嗽情况。

2. 了解患者发病前的状况，了解诱因。

3. 根据病情做好胸腔穿刺术、胸腔闭式引流术的准备。

二、护理措施

1. 急性期绝对卧床休息、血压平稳者取半坐卧位，避免用力、屏气、咳嗽等增加胸腔内压的活动。

2. 遵医嘱高流量吸氧、改善呼吸困难。

3. 密切观察患者的呼吸频率、呼吸困难、缺氧情况和治疗后反应。

4. 胸腔闭式引流的护理：

（1）妥善固定，保持管道密闭。

（2）严格无菌操作，引流瓶低于引流管胸腔出口平面 60~100cm，引流瓶中长管末端始终在液面下 1~2cm。

（3）保持引流管通畅，防引流管受压、扭曲和阻塞，搬动患者将引流管双重夹紧，以防意外脱落。

（4）密切观察并记录引流液的颜色、性质和量，引流瓶长管中水柱波动情况及有无气泡溢出。

（5）鼓励患者每 2 小时进行 1 次深呼吸、咳嗽，或吹气球锻炼改善肺功能。

（6）拔管后注意观察有无胸闷、呼吸困难、切口漏气、出血、皮下气肿等，如发现异常及时处理。

5. 做好心理护理。

三、健康教育

1. 保持大便通畅，采取有效措施预防便秘。

2. 留置引流管患者告知意外脱管的紧急处理。

3. 指导患者气胸痊愈后的 1 个月内避免剧烈运动。

4. 预防上呼吸道感染，避免剧烈咳嗽、抬举重物、屏气等诱发因素，劝导吸烟者戒烟。

四、出院回访

1. 了解患者一般情况,包括胸闷、气急等。

2. 嘱定期复查,一旦出现突发性胸痛、气急应及时就诊。

第六节　慢性阻塞性肺疾病护理常规

一、评估与观察要点

1. 评估患者生命体征、意识、呼吸困难程度、皮肤黏膜、咳嗽、咳痰、喘息及胸闷情况。

2. 评估患者病史、心理状态和用药情况。

二、护理措施

1. 根据病情合理用氧,一般予低流量、低浓度吸氧,必要时遵医嘱给予呼吸机辅助呼吸。

2. 根据病情,指导患者舒适体位,如:半卧位或坐位。

3. 予高热量、高蛋白、高维生素的流质、半流或软食,少食多餐。

4. 保持呼吸道通畅,指导患者进行有效的咳嗽及呼吸功能锻炼。

5. 密切观察病情变化,观察痰的颜色、性质、量,正确留取痰标本。

6. 遵医嘱用药,观察药物的疗效和不良反应,年老体弱者慎用强效镇咳药。

7. 做好心理护理。

三、健康教育

1. 指导患者注意防寒保暖,戒烟酒,积极预防上呼吸道感染。

2. 指导患者坚持正确有效的呼吸功能锻炼,坚持家庭氧疗。

3. 指导患者正确使用吸入剂,遵医嘱按时服药。

四、出院回访

1. 了解患者一般情况,包括咳嗽、咳痰、呼吸、睡眠、饮食、心理状态等,肺功能康复训练情况。

2. 是否遵医嘱正确服药,询问吸入剂使用情况。

3. 是否遵医嘱进行家庭氧疗,定时监测血氧饱和度,嘱患者定期复查,不适随诊。

第七节　支气管扩张护理常规

一、评估与观察要点

1. 询问患者发病诱因、既往史、家族史。

2. 评估患者咳嗽、咳痰、咯血量及颜色、性质。

3. 评估患者的心理及营养状况。

二、护理措施

1. 急性感染期或病情严重者应卧床休息；大咯血者，绝对卧床休息。

2. 根据病情，合理吸氧。

3. 予高热量、高蛋白、丰富维生素饮食，多饮水，每天 1500ml 以上，大咯血者应禁食，小量咯血者进少量温凉流质饮食，保持口腔清洁。

4. 遵医嘱给予抗生素、祛痰药物、止血药物和支气管舒张剂，观察药物疗效及不良反应。

5. 及时清除痰液，保持呼吸道通畅，根据病变的部位、病情、患者的状况指导体位引流，每天 1~3 次，每次 15~20 分钟，一般于饭前及早晨清醒后、饭后 1~2 小时进行，引流过程中严密观察病情，指导患者做腹式深呼吸，辅以胸部叩击和震荡等措施，引流结束后，帮助患者采取合适的体位，清水漱口，观察痰液的性质、量、颜色，评价体位引流的效果并记录。

6. 密切观察病情变化，注意咳嗽、咳痰、咯血、发热、消瘦、贫血等症状。

7. 咯血患者按咯血护理常规。

8. 做好心理护理。

三、健康教育

1. 积极锻炼身体，劳逸结合，避免受凉、感冒，预防上呼吸道感染。

2. 指导患者及家属掌握有效咳嗽、胸部叩击、雾化吸入及体位引流的排痰方法，保持呼吸道通畅。

3. 戒烟酒，避免烟雾及灰尘刺激。

4. 指导患者自我监测病情，学会识别病情变化的征象。

四、出院回访

1. 了解患者一般情况，包括咳嗽、咳痰、咯血、呼吸、睡眠、饮食、心理状态等。

2. 遵医嘱服药情况，嘱定期复查，不适随诊。

第八节 慢性肺源性心脏病护理常规

一、评估与观察要点

1. 观察患者生命体征、咳嗽、咳痰、呼吸、意识情况。

2. 了解患者有无头痛、失眠、食欲下降、腹胀等情况。

3. 查看水肿部位及程度,了解患者尿量。

二、护理措施

1. 急性期卧床休息,心肺功能失代偿者应绝对卧床休息;呼吸困难时取半坐卧位或坐位;下肢水肿者应抬高下肢;恢复期适度活动,以不加重症状、不引起疲劳为度。

2. 给予高纤维素、易消化饮食,少食含糖高的食物,以免引起痰液黏稠,必要时限制钠盐和水分的摄入。

3. 根据呼吸困难类型及缺氧程度进行氧疗或机械通气,一般予持续低流量、低浓度吸氧。

4. 保持呼吸道通畅,指导和鼓励有效咳嗽和排痰,观察痰液的颜色、性质、量,正确留取痰标本。

5. 严密观察患者的病情变化,及时发现和报告异常情况,减少并发症的发生,根据病情选择合适的保护器具,如床栏、约束带、防止跌倒坠床。

6. 遵医嘱用药,观察药物的疗效和不良反应,严格控制输液速度。

7. 协助做好基础护理、预防压疮。

8. 给予心理疏导。

三、健康教育

1. 指导患者坚持呼吸功能锻炼,坚持家庭氧疗。

2. 注意防寒保暖,戒烟酒,积极预防上呼吸道感染。

3. 鼓励患者加强营养,进行适当体育锻炼。

4. 告知患者及家属病情变化征象及时就诊。

四、出院回访

1. 了解患者一般情况,包括咳嗽、咳痰、呼吸、睡眠、饮食、心理状态等情况,是否坚持呼吸功能锻炼。

2. 嘱定期门诊复查,不适随诊。

第九节　肺脓肿护理常规

一、评估与观察要点

1. 评估生命体征。

2. 观察咳嗽、咳痰量及性状情况。

3. 观察胸痛、咯血及呼吸困难情况。

4. 评估有无营养失调,定时监测体重、白蛋白、血红蛋白的水平。

5. 密切观察患者生命体征,观察痰液的性质、量、准确记录,及时留取检标本。

二、护理措施

1. 给予高蛋白,高维生素,高热量易消化软食,少吃多餐,多饮水。必要时遵医嘱静脉补充能量,做好口腔护理。

2. 卧床休息,保持舒适体位。

3. 保持呼吸道通畅,指导做有效的咳嗽。

4. 必要时采取体位引流,引流时参照支气管扩张中之引流的护理。

5. 高热的病人按高热护理常规。

6. 遵医嘱给予抗生素,祛痰药,支气管舒张剂,或给予雾化吸入,以利痰液稀释及排出。大量抗生素的应用,易因菌群失调诱发真菌感染,应注意口腔及粘膜的变化。

7. 对脓痰甚多且体弱的病人行体位引流时应作监护,以免大量脓痰涌出但无力咳出而窒息。病人出现咯血,呼吸困难时应警惕大咯血及窒息的发生。

三、健康教育

1. 指导病人注意保暖,预防上呼吸道感染。戒烟,避免烟雾和粉尘刺激。

2. 鼓励病人加强营养,适当锻炼身体,增强抗病能力。

3. 教会病人有效咳嗽、体位引流的方法,及时排出呼吸道分泌与异物,防止吸入性感染。

四、出院回访

1. 了解患者一般情况,咳嗽、痰血或咯血、气短、营养及心理等情况。

2. 嘱定期复查,不适随诊。

第十节　肺血栓栓塞症护理常规

一、评估与观察要点

1. 评估患者的生命体征、意识的变化,呼吸困难的程度及诱因,重要脏器功能状态。

2. 评估疼痛部位、性质、程度,咯血者评估咯血量。

3. 观察各类药物作用和不良反应,观察治疗效果。

4. 观察下肢深静脉血栓形成的征象。

5. 了解患者的心理状态及社会支持情况。

二、护理措施

1. 急性期患者绝对卧床休息,抬高床头,取舒适卧位。

2. 遵医嘱选择合适的氧疗方式,必要时予机械通气。

3. 观察病情,严密监测呼吸、意识、循环、心电图及血气分析的变化。

4. 遵医嘱给予抗凝及溶栓治疗,留置静脉套管针,密切观察有无出血征象,监测血压、APTT 等变化。

5. 进行活动指导,急性期卧床休息 2~3 周,避免下肢过度屈曲,保持大便通畅,避免用力,防止血栓再次脱落。如血栓来自四肢深静脉,血栓侧肢体做出标识,定期测量。

三、健康教育

1. 对血栓高危患者,特别是长期卧床患者进行肢体活动指导;或利用机械作用促进下肢静脉回流;或遵医嘱使用抗凝剂预防血栓形成。

2. 向患者介绍肺血栓栓塞症的表现,当出现相关症状时及时处理。

3. 指导患者适当增加液体摄入,防止血液浓缩。

4. 做好服用抗凝药物相关知识宣教。

四、出院回访

1. 了解患者一般情况及睡眠、饮食、心理状态等,是否坚持康复训练。

2. 遵医嘱正确服药情况,是否知晓药物作用及不良反应,嘱定期门诊复查,不适随诊。

第十一节　特发性肺纤维化护理常规

一、评估与观察要点

1. 评估患者生命体征、咳嗽、呼吸困难情况，了解其吸烟、职业环境史和疾病用药史。

2. 观察患者的呼吸频率、节律和深度，了解肺功能和血气分析的结果，判断肺通气功能障碍及缺氧程度。

3. 了解患者心理、营养和经济状况。

二、护理措施

1. 急性期卧床休息，根据病情取舒适的卧位，半卧位或者端坐位，缓解期适当活动并指导其呼吸功能锻炼。

2. 予高蛋白、高热量、高纤维、易消化的食物，嘱患者饮水每天1500~2000ml。

3. 遵医嘱根据缺氧程度选择合适的氧疗方式，观察缺氧改善的情况。

4. 严密观察病情变化，指导患者正确留取标本。

5. 严密观察药物作用及不良反应。

6. 做好心理护理。

三、健康教育

1. 指导患者及家属注意防寒保暖，避免上呼吸道感染。

2. 告知患者及家属氧疗的重要性，劝导患者戒烟，指导呼吸功能锻炼。

3. 告知患者用药知识及药物不良反应，指导患者严格遵医嘱服药。

四、出院回访

1. 了解患者一般情况，咳嗽及呼吸等情况。

2. 了解患者家庭氧疗及用药情况。

3. 嘱定期复查，不适随诊。

第十二节　呼吸衰竭护理常规

一、评估与观察要点

1. 评估生命体征、意识、精神神经症状。

2. 评估呼吸频率、节律、深度及呼吸困难程度。

3. 评估患者咳嗽、咳痰情况、皮肤及甲床色泽，有无窒息先兆。

4. 评估患者既往病史、心理状态及社会支持情况。

二、护理措施

1. 提供安静、舒适的环境，保持适宜的温度和湿度。

2. 急性期绝对卧床休息，取半坐卧位或坐位以增加辅助呼吸肌的效能。

3. 予高蛋白、高热量、高维生素、易消化饮食，不能进食者，给予胃肠营养，必要时静脉营养治疗。

4. 保持呼吸道通畅，每 1~2 小时翻身叩背 1 次，鼓励患者咳嗽、咳痰，必要时予雾化治疗，建立人工气道患者，加强湿化排痰。

5. 根据病情进行合理氧疗或机械通气，指导 II 型呼吸衰竭患者进行呼吸功能锻炼。

6. 严密观察病情变化，监测动脉血气分析和生化检查结果，观察液体出入量。

7. 遵医嘱正确及时给药，观察疗效和不良反应。

8. 做好心理护理，指导患者应用放松、分散注意力和引导性想象技术，缓解紧张和焦虑。

三、健康教育

1. 注意休息，戒烟酒，少去人多场所，积极治疗及预防上呼吸道感染。

2. 加强呼吸功能锻炼，改善肺功能，进行适当体育锻炼，避免剧烈运动。

四、出院回访

1. 了解患者一般情况，咳嗽、咳痰及呼吸困难等情况。

2. 了解患者的生活起居及呼吸功能锻炼情况，嘱定期门诊复查，不适随诊。

第十三节　支气管动脉栓塞术护理常规

一、评估与观察要点

1. 评估患者出血量，观察患者生命体征。

2. 评估患者的心理状态及社会支持情况，消除患者的紧张和恐惧心理，以最佳的心理状态配合治疗。

二、护理措施

1. 按介入诊疗一般护理常规。

2. 术前 4 小时禁食禁水,急诊遵医嘱,常规查血常规、凝血常规。

3. 术中给予高流量吸氧、心电监护,严密观察患者生命体征、血氧饱和度变化。询问患者有无下肢感觉异常,嘱患者活动脚趾,防止误栓脊髓血管。

4. 术后伸髋静卧 24 小时,穿刺侧肢体伸直制动 12 小时,穿刺处给予弹力绷带加压包扎 6 小时,血压高时穿刺处可用 1kg 沙袋加压 1~2 小时,观察穿刺点有无出血和血肿,检查足背动脉搏动情况,比较两侧肢体颜色、温度、感觉及运动功能情况。

5. 心电监护 24 小时,密切监测患者生命体征变化,观察有无再咯血情况。

6. 予高热量、高蛋白、高维生素清淡饮食,忌食油炸、生冷、辛辣等刺激性食物,保持大便通畅,适当饮水,以促进造影剂的排泄。

7. 注意询问患者肢体、感觉与运动功能情况,严密观察术后有无脊髓损伤、异位栓塞、栓塞后综合征发生。

三、健康教育

1. 加强营养,给予高蛋白、高热量、高维生素的食物,促进恢复。

2. 根据病情进行循序渐进的活动,避免剧烈活动。

四、出院回访

1. 了解患者一般情况及有无咳嗽、咯血。

2. 嘱不适随诊。

第十四节　支气管射频消融术护理常规

一、评估与观察要点

1. 了解胸片或胸部 CT 检查,心电图、血常规、出凝血功能、肝肾功能检查。

2. 了解抗凝药物使用。

二、护理措施

1. 向患者介绍手术目的与过程,消除恐惧心理,取得合作。

2. 术前 4 小时禁食禁水,取出活动义齿。

3. 根据患者的一般情况,酌情使用镇静剂,必要时建立静脉通道,治疗前停止使用抗凝药物治疗。

4. 术中监测生命体征及氧饱和度变化,遵医嘱用药,观察患者病情变化,备好抢救药品及必要的抢救仪器设备。一旦出现紧急情况,积极配合医生进行抢救。

5. 术后 2 小时可进温凉流质或半流质饮食。

6. 观察患者生命体征及其他异常情况,如声嘶、胸痛、咯血、发热、呼吸困难等,告知患者术后特别是活检后会有少量咯血及痰中带血,不必过于担心。

7. 密切观察并发症发生情况,有无气管或食管穿孔、出血、气道内烧伤和感染等发生。

三、健康教育

1. 术后避免吸烟、谈话和咳嗽,减少咽喉部刺激,以免声音嘶哑和咽喉部疼痛。

2. 给予饮食指导。

四、出院回访

1. 了解患者一般情况,咳嗽、咳痰及呼吸等情况。

2. 嘱定期门诊复查,不适随诊。

第十五节　支气管内支架置入术护理常规

一、评估与观察要点

1. 评估患者生命体征及心理状态。

2. 做好术前医嘱的各项准备。

3. 了解是否签署知情同意书,确认有家属陪同。

二、护理措施

1. 向患者介绍手术目的与过程,消除其恐惧心理,取得合作。

2. 术前 4 小时禁食禁水取出活动义齿。

3. 备好气管插管、吸引器、复苏药品及设备。

4. 术中监测患者生命体征,做好手术配合。给予氧气吸入。

5. 术后禁食禁水 2 小时后,进食清淡易消化食物。

6. 严密观察患者病情变化,如出现喉痛与胸痛,可能为术后反应,告诉患者休息后症状可逐渐消失。

三、健康教育

指导患者尽量少讲话,避免剧烈咳嗽,必要时遵医嘱予以镇咳,以防支架移位。

第十六节　微波热消融治疗术护理常规

一、评估和观察要点

1. 评估生命体征。

2. 评估患者病史,了解患者全身情况、病变部位及相关检查结果,明确治疗部位。

3. 评估患者的心理状态及社会支持情况,消除患者的紧张和恐惧心理,以最佳的心理状态配合治疗。

二、护理措施

1. 向患者及家属说明治疗的原因、方法及术后并发症等,消除紧张心理。

2. 术前常规检查肺功能、肝功能、血常规、出凝血时间等;指导患者训练深吸气、深呼气、屏气;指导床上使用便器,以适应卧床的需要。

3. 术日进食流质,术前4小时禁食禁水,建立静脉通路,术前30分钟使用抗生素及止血药物,备好抢救药品及必要的抢救仪器设备。

4. 协助患者取手术体位,消除紧张心理。术中监测生命体征及血氧饱和度变化,遵医嘱用药,一旦出现紧急情况,积极配合医生进行抢救。

5. 术后绝对卧床24小时,心电监护24小时,密切观察生命体征变化,遵医嘱给予止血、抗感染治疗。

6. 禁食禁水2小时,进食高营养、高维生素、高热量、低盐、低脂肪、易消化的饮食,忌烟酒、辛辣食物。

7. 观察并预防出血、气胸、发热、局部疼痛、皮肤烫伤等并发症。

三、健康教育

1. 嘱患者保持良好的心态,鼓励患者,消除其焦虑、恐惧等不良情绪。

2. 指导呼吸功能锻炼及有效咳嗽和排痰,保持呼吸道通畅。

四、出院回访

1. 了解患者呼吸、饮食、心理状态等,是否坚持康复锻炼。

2. 遵医嘱服药情况。

3. 嘱定期门诊复查,不适随诊。

第十七节　化学性胸膜固定术护理常规

一、评估和观察要点

1. 评估患者病史、生命体征。了解患者胸水情况及药物过敏史。

2. 评估患者的心理状态及社会支持情况,消除患者的紧张和恐惧心理,以最佳的心理状态配合治疗。

二、护理措施

1. 术前向患者及家属说明治疗的原因、方法及术后并发症等,消除紧张心理,遵医嘱间断引流,放干胸水。

2. 协助患者取手术体位,消除紧张心理。

3. 术中配合医生注入适量的利多卡因(为避免药物引起的局部疼痛),让患者转动体位(左侧→右侧→平卧→俯卧)各 5 分钟,充分麻醉胸膜,监测生命体征变化,配合医生注入药物,拔管,让患者转动体位,充分覆盖胸膜。

4. 术后密切观察患者的病情变化,遵医嘱给予止痛等治疗。

5. 指导患者进食高维生素、高热量、低盐低脂、清淡易消化的饮食,忌烟酒、辛辣刺激食物。

6. 密切观察并发症发生情况,有无发热、胸痛等。

三、健康教育

1. 嘱患者保持良好的心态,鼓励患者,消除其焦虑等不良情绪。

2. 嘱患者加强营养,指导进行呼吸功能锻炼。

四、出院回访

1. 了解患者呼吸、心理状态、饮食等,是否坚持康复锻炼。

2. 是否遵医嘱服药,不适随诊。

第十八节　肺泡灌洗护理常规

一、评估和观察要点

1. 评估生命体征、意识。

2. 评估呼吸频率、节律、深度及呼吸困难的程度。

3. 评估患者病史，了解患者全身情况、病变部位及相关检查结果，明确灌洗部位。

4. 评估患者的心理状态及社会支持情况，消除患者的紧张和恐惧心理，以最佳的心理状态配合治疗。

二、护理措施

1. 术前向患者及其家属说明检查目的，操作过程及有关配合注意事项，以消除其紧张情绪，取得合作，签同意书。

2. 嘱患者禁食禁水 4 小时。

3. 持续吸氧、心电监护，密切观察呼吸频率、节律变化，行气管插管术和使用呼吸机者，按相关护理常规护理。

4. 备吸引器及复苏设备，备好灌洗液，温度适宜（37℃）。

5. 术中配合医生做好灌洗治疗，严密观察患者生命体征情况，并做好记录，出现严重不适，及时报告医生，必要时终止操作。

6. 观察回收液颜色并记录总量，装入容器中立即送往实验室检查。

7. 术后使患者继续取平卧位或侧卧位，保持呼吸道通畅。侧卧位时应采取患侧卧位，避免引起出血或病变播散。2 小时内禁食禁水。

8. 严密观察患者咳嗽、咳痰的颜色、性质、量及有无胸闷、气短等，如有不适及时报告医生处理。

9. 遵医嘱正确给药、准确记录尿量变化，维持水电解质平衡。

10. 予心理护理，减轻心理压力，消除负面情绪。

三、健康教育

1. 鼓励患者，消除其焦虑、恐惧等不良情绪。

2. 指导呼吸功能锻炼及有效咳嗽排痰，保持呼吸道通畅。

四、出院回访

1. 了解患者呼吸、心理状态、饮食等，是否坚持康复锻炼。

2. 是否遵医嘱服药，不适随诊。

第十九节 俯卧位通气护理常规

一、评估与观察要点

1. 评估患者的生命体征、呼吸支持力度、镇静状态、维持药物、管道。

2. 观察患者的意识、血氧饱和度,有无呼吸困难、缺氧症状,以及气管插管的刻度、咳嗽咳痰的情况,监测潮气量、分钟通气量和气道压。

3. 观察约束部位、绳带固定部位、受压部位和骨突处有无压疮。

二、护理措施

1. 操作前准备

(1)人力的准备:根据患者的情况准备 6~8 人参与协助俯卧位通气,床头站 1 人指挥并负责头部,床两侧各站 2~3 人,另 1 人负责观察生命体征及摆放软枕。

(2)用物准备:密闭式吸痰装置、软枕(3 个)、软垫、翻身单、U 型枕、护理垫、电极贴。

(3)患者准备:暂停肠内营养液 1 小时并回抽胃管;吸净病人口鼻腔及气道分泌物,夹闭引流管妥善固定,保持呼吸道通畅,连接密闭式吸痰装置;对受压部位予以减压敷料保护。

2. 实施:分离电极贴,翻身单覆盖患者,将患者平移至床的一侧,将患者俯卧,面向一侧,胸部(软枕上缘平锁骨)、髋部(软枕置于髂前上棘与耻骨联合之间),小腿胫前各放一软枕,会阴部垫护理垫。

3. 转换体位成功后,安置好各管道,背部贴电极贴(位置同胸部),双上肢置于头两侧,掌面朝下,观察记录生命体征、呼吸机参数。

4. 根据患者情况及时调整镇静用量,每 2 小时转动头部(双人操作),防止颜面部水肿及角膜损伤;定时检查上肢摆放位置,预防神经麻痹或关节僵硬,注意患者受压部位;妥善固定管道,防止管道受压、打折、脱落,观察并及时调整身体下软枕的位置及斜坡卧位的角度。

5. 俯卧位通气期间密切观察患者生命体征变化及耐受情况,适时吸痰,监测血气等实验室指标,观察俯卧位通气效果。

6. 注意观察并预防并发症的发生(低血压、气胸、青光眼、压疮、气管插管阻塞、反流、误吸)。

三、健康教育

1. 进行俯卧位通气前与患者及家属进行有效沟通，使其了解治疗的必要性，征得家属及患者的同意，取得患者的配合。

2. 俯卧位通气过程中安慰患者，减轻患者思想负担，增强患者战胜疾病的信心。

第八章　心血管内科护理常规

第一节　循环系统疾病一般护理常规

1. 按内科疾病一般护理常规。

2. 饮食按照医嘱要求,避免摄入刺激性食物,进食不宜过饱、应少量多餐;忌烟酒。

3. 根据心功能情况合理选择运动方式及运动量。

4. 密切观察病情变化,注意生命体征及心律,胸痛的部位及性质,呼吸困难程度,有无水肿、发绀、尿量异常等情况。

5. 及时准确执行医嘱,根据病情和药物性质严格控制输液速度,密切观察药物的疗效和不良反应;使用洋地黄类药物时注意观察有无洋地黄中毒表现。

6. 抢救器械、药品及物品处于完好备用状态。

7. 协助患者完成生活护理,保持大便通畅。

8. 加强心理护理和健康教育,及时做好专科各项检查和治疗、护理。

9. 指导患者注意劳逸结合,规律作息。

第二节　慢性心力衰竭护理常规

一、评估与观察要点

1. 评估导致患者慢性心力衰竭的原因,了解既往基础疾病。

2. 评估患者的生命体征,有无周围血管灌注不良的症状及体循环瘀血的表现,有无肾灌注不足及水电解质紊乱症状,有无洋地黄中毒反应等。

3. 评估患者的心理状态和对疾病的认知程度。

二、护理措施

1. 根据心功能情况,合理安排休息,限制活动,心功能Ⅳb级者卧床休息。

2. 给予低盐低脂、易消化饮食,少量多餐,伴低蛋白血症者可静脉补充白蛋白。钠摄入量<2g/d。

3. 严密监测生命体征及病情变化,每天监测体重,准确记录 24 小时液体出入量,尿量<30ml/h,应报告医生。有腹水者应每天测量腹围。

4. 控制液体入量,严重心衰患者液体量限制在 1.5~2.0L/d。避免输注氯化钠溶液。

5. 给予氧气吸入,根据缺氧的程度调节氧流量。

6. 遵医嘱给予药物,注意观察药物的疗效和不良反应。如使用血管扩张剂,应控制滴速,注意监测血压变化;使用利尿剂时,应注意监测电解质,严防低钾、低钠等发生;使用洋地黄时,注意脉搏和心电图变化,如出现脉搏小于 60 次/分钟、恶心、呕吐、视力模糊、黄绿视、心律失常等,应立即报告医生及时处理。

7. 做好水肿患者的皮肤护理,预防皮肤并发症。

8. 做好心理护理,减轻焦虑情绪。

三、健康教育

1. 指导患者避免心衰诱因,合理安排休息,适宜活动。

2. 告知患者进食低盐、低脂、易消化、富含营养饮食,每餐不宜过饱。

3. 指导患者每天监测体重,如体重增加或症状恶变及时就诊。

4. 教会患者监测脉搏,服洋地黄类药物前必须数脉搏,如脉搏小于 60 次/分钟或有恶心、呕吐应立即报告医护人员。

四、出院回访

1. 指导患者休息、活动、饮食,保持情绪稳定。

2. 告知患者坚持遵医嘱服药,定期复查。

第三节　心律失常护理常规

一、评估与观察要点

1. 询问患者既往有无器质性心脏病,有无类似发作病史。

2. 评估心律失常发生的时间、频率和类型,有无伴随症状如脉搏加快或细弱、血压下降、头晕、黑矇、晕厥、气短、胸痛等。

3. 评估患者的心理状态和对疾病的认知程度。

二、护理措施

1. 对某些功能性心律失常患者,应鼓励其维持正常规律生活和工作,劳逸结合。当心律失常发作导致胸闷、心悸、头晕等不适时采取高枕卧位、半卧位,避免左侧卧位。对严重心律失常患者,应卧床休息减少心肌耗氧量;伴有呼吸困难、发绀等缺氧者给予氧气(2~4L/min)吸入。

2. 给予清淡、易消化的饮食;对服利尿剂患者多进食含钾的食物如橘子、香蕉,避免低血钾而诱发心律失常;避免饱餐及饮用刺激性食物如咖啡、浓茶而诱发心律失常,保持大便通畅。

3. 严重心律失常者应持续心电监护,严密监测心率、心律、心电图、生命体征及血氧饱和度变化;观察有无频发(每分钟在 5 次以上)、多源性的室性期前收缩、室性心动过速、二度Ⅱ型及三度房室传导阻滞等,及时通知医生并配合处理,注意观察血清钾值。

4. 严格遵医嘱按时按量给予抗心律失常药物,静滴药物尽量用输液泵调节速度,观察用药后疗效和不良反应。

5. 对高危患者,留置静脉导管,备好抗心律失常药物、其他抢救药品及除颤仪、临时起搏器等。

6. 做好心理护理,消除焦虑、紧张情绪。

三、健康教育

1. 教会患者及其家属观察脉搏变化,发现异常,及时就医。

2. 指导患者避免心律失常的诱因,保持心情舒畅。

3. 向患者强调遵医嘱服药的重要性,督促其服药治疗。

4. 对反复发生严重心律失常危及生命者,教会患者及家属心肺复苏术以备急用。

四、出院回访

1. 了解患者是否坚持观察脉搏变化,有无头晕、黑矇、晕厥、气短、胸痛等不适,定期复查。

2. 避免从事高空作业、驾驶等紧张工作。

第四节　心脏瓣膜病护理常规

一、评估与观察要点

1. 评估有无风湿活动的征象如发热、关节疼痛,有无脑、肾、肺、脾栓塞等并发症,有无心力衰竭、心律失常的发生。

2. 评估患者的心理状态、精神状态及对疾病的认知程度。

二、护理措施

1. 卧床休息,限制活动量,以减少机体消耗。左房内有巨大附壁血栓者应绝对卧床休息,以防脱落造成其他部位栓塞。

2. 给予高热量、高蛋白、高维生素、清淡易消化饮食,以促进机体恢复。

3. 密切观察生命体征及其他病情变化,观察有无风湿活动表现,如皮肤环形红斑、皮下结节、关节红肿及疼痛不适;有无呼吸困难、乏力、食欲减退、少尿等心衰症状。评估有无栓塞的现象,有异常及时报告医生。

4. 遵医嘱给予抗生素及抗风湿、抗心律失常、抗血小板聚集药物治疗,注意观察药物的不良反应。如服用阿司匹林可导致胃肠道反应、牙龈出血、血尿、柏油样便等不良反应,应饭后服药并观察有无出血。

5. 做好患者心理护理。

三、健康教育

1. 做好患者的心理疏导和安抚、鼓励患者做好长期与疾病作斗争的信心。

2. 指导患者注意保暖,预防感冒,避免剧烈活动及劳累,根据医嘱用药。

3. 指导育龄妇女妊娠,心功能Ⅲ级以上不宜妊娠,以免加重心脏负荷,造成生命危险。

四、出院回访

1. 注意保暖,预防呼吸道感染,以免诱发风湿热的复发。

2. 告知患者在被实施有创操作及治疗时,应主动告诉医生自己有风心病,便于预防性使用抗生素。

3. 嘱患者坚持按医嘱用药,积极控制并发症,定期门诊复查。

第五节　心绞痛护理常规

一、评估与观察要点

1. 评估诱发心绞痛的因素,了解疼痛的部位、性质、程度及持续时间,观察抗心绞痛药物的疗效,警惕心肌梗死的发生。

2. 监测患者生命体征及心电图变化,评估有无心肌缺血、心律失常。

3. 评估活动受限程度。

4. 评估患者的心理状态和对疾病的认知程度。

二、护理措施

1. 心绞痛发作时,立即停止活动,就地休息;不稳定型心绞痛者,应卧床休息,并密切观察。

2. 给予低盐、低脂、低胆固醇、低热量、富含粗纤维的饮食,避免暴饮暴食,注意少量多餐,戒烟限酒。

3. 心绞痛发作时给予吸氧,遵医嘱舌下含服硝酸甘油,用药时注意胸痛变化,观察药物的作用及不良反应。

4. 注意观察疼痛的部位、性质、程度、持续时间、伴随症状及心电图ST-T段及心肌酶学的动态改变,警惕心肌梗死的发生。

5. 减少和避免诱发因素,保持大便通畅,合理调节饮食,保持心理平衡。

6. 安慰患者,缓解和消除紧张情绪。

三、健康教育

1. 指导患者避免劳累、情绪激动、饱餐、感染、用力排便、寒冷刺激等诱发因素,戒烟限酒,不饮浓茶和咖啡等刺激性食物。

2. 适量运动:运动方式应以有氧运动为主。

3. 教会患者自我监测胸痛的情况,外出时随身携带硝酸甘油,心绞痛发作时舌下含服硝酸甘油, 如连续含服硝酸甘油3次不能缓解或心绞痛发作频繁、程度加重、疼痛时间延长应立即就医。

四、出院回访

1. 告知患者休息、活动、饮食,保持情绪稳定。

2. 指导患者出院后遵医嘱服药,不要擅自增减药量,自我监测药物不良反应,告知患者硝酸甘油片应避光保存,放在棕色瓶内,开瓶后6个月需更换,以确保疗效。

3. 定期复查心电图、血压、血糖、血脂、肝功能等。

第六节　急性心肌梗死溶栓治疗护理常规

一、评估与观察要点

1. 评估患者溶栓适应证,如起病时间小于12小时,心电图持续相邻两个或两个以上导联的ST段抬高。

2. 评估有无溶栓禁忌证,如出血性脑卒中病史、重度高血压、近期(2~4周)

活动性内脏出血、有无外科大手术史或创外史。

3. 评估患者目前生命体征及心理状况。

4. 评估急救用物是否齐全,溶栓前检查是否完善。

二、护理措施

1. 向患者及其家属介绍治疗的目的及配合要点,安抚患者,取得配合。

2. 溶栓前先检查血常规、出凝血时间和血型。

3. 迅速建立静脉通道,遵医嘱给予溶栓药物,注意用药后有无不良反应:如过敏反应、低血压、出血等,一旦出血,应紧急处理。

4. 溶栓疗效观察

(1)胸痛两小时内基本消失。

(2)心电图 ST 段于两小时内回降>50%。

(3)两小时内出现再灌注性心律失常,如窦性心动过缓、加速性室性自主心律等。

(4)血清 CK-MB 峰值提前出现(14 小时内),cTnl 或 cTnT 峰值提前至发病后 12 小时内。上述 4 项中,(2)和(4)最重要。

三、健康教育

1. 嘱患者胸痛发作时绝对卧床休息,减少活动量。

2. 告知患者治疗期间发现任何异常,如胸痛、皮肤青紫、牙龈出血、大小便颜色异常等及时报告医护人员。

3. 告知发病后 4~12 小时宜流质饮食,随后过渡到低脂、低胆固醇清淡易消化饮食,保持大便通畅。

第七节　原发性高血压护理常规

一、评估与观察要点

1. 询问患者有无原发性高血压的危险因素。

2. 评估患者生命体征等,了解血压的波动范围。

3. 询问患者有无头痛、头晕、胸闷、恶心、耳鸣、失眠、乏力等症状。

4. 评估患者对疾病的认识、用药史及对治疗的依从性。

二、护理措施

1. 为患者提供安静、温暖、舒适的环境,尽量减少探视。

2. 给予低盐(钠少于 6g/d)、低脂、低胆固醇、含纤维素高的饮食,清淡食物,保证钾摄入,减少脂肪摄入,戒烟限酒,控制体重。

3. 掌握血压波动的特点,定时、定部位、定体位、定血压计监测血压,指导按医嘱服用降压药物,不可擅自增减药量,更不可突然停服。

4. 注意用药后血压的变化,预防直立性低血压,服药期间起床或改变体位时动作宜慢。

5. 高血压急症护理

(1)绝对卧床休息,保持环境安静。

(2)保持呼吸道通畅,给予持续低浓度吸氧。

(3)连接心电监护,迅速建立静脉通路,遵医嘱应用降压药物进行控制性降压。应用硝普钠和硝酸甘油时,应注意避光,严格控制滴数,持续监测血压,密切观察药物不良反应,避免出现血压骤降。

(4)做好心理护理,稳定情绪,必要时使用镇静药。

三、健康教育

1. 告知患者引起血压升高的因素,纠正和调整不良生活方式。

2. 教会患者及其家属测量血压。

3. 观察患者的心理状态,及时予以指导。

四、出院回访

1. 了解病情,了解控制血压的必要性,长期坚持治疗。

2. 控制体重,避免超重和肥胖。

3. 指导患者选择适宜的运动方式,合理安排运动量。

4. 指导患者正确遵医嘱服用降压药物,不能擅自突然停药。

5. 指导患者定时监测血压,嘱其定期门诊复查,不适随诊。

第八节　扩张型心肌病护理常规

一、评估与观察要点

1. 评估患者既往有无其他疾病。

2. 评估患者是否有胸痛、气急、呼吸困难、水肿等充血性心力衰竭症状,有无心律失常等发生。

3. 评估患者对活动的耐受程度和对疾病的认知程度,有无焦虑情绪等。

二、护理措施

1. 注意休息,限制体力活动,降低心肌耗氧量,并发心力衰竭和严重心律失常者,绝对卧床休息。

2. 给予高蛋白、高维生素、富含粗纤维的清淡饮食,心衰时低盐饮食,限制含钠高的食物的摄入。

3. 对于有气促、呼吸困难者,给予氧气吸入,氧流量 3~4L/min。

4. 密切观察患者有无心力衰竭及心律失常、栓塞等并发症,严防猝死的发生。

5. 遵医嘱给药,严格控制输液量与输液速度,慎用洋地黄,注意观察药物的作用与不良反应。

6. 做好心理护理,保持情绪稳定。

三、健康教育

1. 根据心功能情况指导活动,劳逸结合,避免重体力劳动和剧烈活动,戒除烟、酒等,注意保暖,预防呼吸道感染,避免诱发因素。

2. 指导自我监测脉率、节律及观察药物不良反应。

3. 有晕厥病史或猝死家族史者应避免独自外出活动,以防发生意外。

四、出院回访

1. 加强营养,增强机体抵抗力,预防呼吸道感染。

2. 指导患者休息、活动、饮食情况,保持情绪稳定。

3. 遵医嘱坚持服药,不适随诊。

第九节　病毒性心肌炎护理常规

一、评估与观察要点

1. 评估目前生命体征及近期是否有病毒感染史。

2. 评估有无心脏受累症状,如胸闷、心悸、胸痛、乏力、呼吸困难等,有无心力衰竭、心律失常等并发症。

3. 评估患者的心理状态和对疾病的认知程度。

二、护理措施

1. 急性期无并发症患者卧床休息 1 个月,重症卧床休息 3 个月,限制探视,保证充分的休息和睡眠。

2. 给予高蛋白、高维生素、清淡易消化饮食,以促进心肌细胞代谢与修复;戒烟酒,避免刺激性食物;心力衰竭患者限制钠盐摄入。

3. 严密监测生命体征及心电图的变化,观察有无心力衰竭、心律失常等并发症的发生,及时报告医生。

4. 遵医嘱及时准确给予抗病毒、抗心律失常、控制心力衰竭的药物,观察用药后的效果及不良反应。

5. 做好患者心理护理。

三、健康教育

1. 急性期应限制体力活动直至完全恢复,病情稳定后,与患者及家属一起制订并实施活动计划。

2. 指导患者进食高蛋白、富含维生素、清淡易消化饮食,戒烟限酒,避免刺激性食物。

3. 教会患者及家属测脉率、节律。

四、出院回访

1. 告知患者出院后需继续休息 3~6 个月,无并发症者可逐渐恢复轻体力活动,6 个月至 1 年内避免剧烈运动或重体力劳动、妊娠等。

2. 指导患者进食富含维生素 C 的食物,促进心肌代谢与修复。

3. 指导患者坚持遵医嘱服药,注意防寒保暖,预防病毒性感冒,不适随诊。

第十节　感染性心内膜炎护理常规

一、评估与观察要点

1. 评估患者目前生命体征及发热特点,了解既往基础疾病。

2. 评估患者有无周围体征如皮肤瘀点、出血斑、杵状指等;有无心力衰竭、细菌性动脉瘤、动脉栓塞、迁移性脓肿等并发症。

3. 评估患者的心理状态和对疾病的认知程度、有无紧张、焦虑情绪。

二、护理措施

1. 发热时应卧床休息、减少活动量;发生并发症时,应绝对卧床休息;保持大小便通畅,避免用力排便,以免栓子脱落。

2. 给予高热量、高蛋白、高维生素、清淡易消化的饮食。

3. 遵医嘱正确、及时采集血标本。本病的菌血症为持续性,无需在体温升高时采血。每次采血 10~20ml,同时作需氧和厌氧培养,至少应培养 3 周。

4. 密切观察病情如神志、瞳孔、体温、肢体活动等;评估有无栓塞的现象:如肺栓塞、脑栓塞、肾栓塞、肠系膜动脉栓塞等征象,有异常及时报告医生。

5. 遵医嘱正确按时给予抗菌的药物,因治疗过程长,注意保护血管,观察药物的疗效及不良反应。

6. 做好患者心理护理。

三、健康教育

1. 指导患者避免受凉感冒,保持皮肤及口腔清洁。

2. 教会患者自我监测体温变化,观察有无栓塞表现,如有不适及时报告医护人员。

3. 告知患者按医嘱服药。

四、出院回访

1. 指导患者加强营养,避免诱发因素,防止受凉,呼吸道感染等。

2. 指导患者出院后定时自测体温,观察有无胸闷气促及皮肤有无异常等栓塞征象,不适随诊。

3. 告知患者在被施行有创操作或治疗前,应该主动说明自己的心内膜炎病史。

4. 指导患者出院坚持服药,定期复查。

第十一节　心包疾病护理常规

一、评估与观察要点

1. 评估患者心包疾病的原因及种类,了解既往基础疾病。

2. 评估患者目前的生命体征,有无胸痛、呼吸困难及心包压塞而出现体循环瘀血的表现。

3. 评估患者的心理状态和对疾病的认知程度,有无紧张、焦虑情绪。

二、护理措施

1. 协助患者取舒适卧位,急性期应绝对卧床休息,限制探视。

2. 给予高热量、高蛋白、高维生素饮食,限制钠盐摄入,因尿毒症引起的心包炎要限制蛋白的摄入。

3. 严密监测生命体征及其他病情变化,有无胸痛、干咳、声音嘶哑、吞咽困难、食欲减退等症状,如出现端坐呼吸、面色苍白、心动过速、血压下降、脉压变小和静脉压明显上升等心包填塞症状及时协助医生处理。

4. 遵医嘱给药,注意控制输液速度,并观察药物的疗效和不良反应。

5. 给予氧气吸入,根据缺氧的程度调节氧流量。

三、健康教育

1. 根据病情指导活动,合理安排休息,心包切除术后患者仍应休息半年左右。

2. 指导患者进食高热量、高蛋白、高维生素易消化饮食,限制钠盐摄入。

3. 告知患者用药知识及不良反应。

四、出院回访

1. 指导患者加强营养,避免诱发因素,防止受凉、呼吸道感染等。

2. 指导患者出院坚持服药,定期复查。

第十二节　经桡动脉冠状动脉造影术护理常规

一、评估与观察要点

1. 术前评估患者生命体征,心电图及胸痛胸闷的性质、持续时间、部位、诱因等。

2. 评估患者肾功能情况,是否了解手术过程及心理状况。

3. 评估是否做好术前准备。

二、护理措施

1. 术前向患者及其家属介绍手术的目的、过程及配合要点,消除恐惧、焦虑情绪。

2. 拟行桡动脉穿刺者

(1)术前行 Allen 试验:即同时按压桡、尺动脉,嘱患者连续伸屈五指至掌面苍白时松开尺侧,如 10 秒内掌面颜色恢复正常,提示尺动脉功能好,可行桡动脉介入治疗。

(2)非术侧上肢留置静脉套管针。

3. 经桡动脉穿刺者术侧上肢应适当抬高,腕关节制动,术后可立即拔除鞘管,对穿刺点局部压迫 4~6 小时后可去除加压弹力绷带,除急诊外如无特殊病情变化不强调卧床休息,但仍需观察病情变化。

4. 术后鼓励患者多饮水,4~6 小时内尿量达 1000~2000ml 以利造影剂排出。

5. 严密观察心率、心律及血压的变化,观察穿刺处有无渗血、血肿,穿刺肢端皮肤的颜色、皮温,一旦发现异常,及时报告和处理。

三、健康教育

1. 指导患者多饮水,并观察尿量,注意休息。

2. 注意患肢的制动及肢端血运情况,观察伤口敷料有无渗血、肿胀。

第十三节　经皮冠状动脉腔内成形术(PTCA)及冠状动脉内支架植入术护理常规

一、评估与观察要点

1. 了解脏器功能,评估生命体征,心电图以及胸痛的性质、持续时间、部位、诱因等。

2. 评估患者术前检查及准备是否完善,是否了解手术过程及心理状况。

3. 评估患者肾功能情况。

4. 评估急救物品等是否完备。

二、护理措施

1. 术前向患者及其家属介绍手术的方法和意义、手术的必要性和安全性,以解除思想顾虑和精神紧张,取得配合。指导患者进行呼吸、咳嗽、屏气训练、以便于术中顺利配合手术,经股动脉穿刺者,训练患者术前进行床上排尿。

2. 术前口服抗血小板聚集药物:急诊行 PCI 手术患者或术前 6 小时内给药者,遵医嘱服用负荷剂量的阿司匹林和氯吡格雷。对于已经服用华法林的患者,术前应停用 3 天,并使 INR<1.5。

3. 拟行桡动脉穿刺者

(1)术前行 Allen 试验:即同时按压桡、尺动脉,嘱患者连续伸屈五指至掌面苍白时松开尺侧,如 10 秒内掌面颜色恢复正常,提示尺动脉功能好,可行桡动脉介入治疗。

(2)非术侧上肢留置静脉套管针,标记双侧足背动脉以备穿刺股动脉时监测。

4. 术后妥善安置患者至病床,查看静脉输液、伤口、末梢循环状况等,查看交接记录单,了解患者术中情况。

5. 做 12 导联心电图,持续心电监护心率、心律、血压。严密观察有无心律失常、心肌缺血、心肌梗死等急性期并发症。复查血清钾,维持血钾 4.0mmol/L 以上。注意穿刺部位及局部情况。

6. 观察有无尿潴留、腹胀、腰酸、出血、低血压、急性冠状动脉闭塞、造影剂不良反应等并发症,询问患者主诉,如有胸痛发作,及时报告医生处理。

7. 术后带入留置鞘管拔管护理:拔管前备好除颤仪、抢救药品如多巴胺、阿托品等,密切观察心率、心律、呼吸、血压变化,测量血压,触摸足背动脉搏动,拔鞘之前常规监测活化部分凝血活酶时间(APTT),停用肝素 4~6 小时后拔除鞘管。经股动脉穿刺拔除鞘管后压迫穿刺点 15~20 分钟,无出血、渗血后,进行下肢制动,用弹力绷带加压包扎,1kg 沙袋压迫 6~8 小时,穿刺侧肢体应限制屈曲活动,24 小时后解除弹力绷带;经桡动脉穿刺拔除鞘管后,用弹力绷带加压包扎 4~6 小时后解除弹力绷带。

8. 鼓励患者多饮水,4~6 小时内尿量达 1000~2000ml 以利造影剂排出。

9. 植入支架的患者遵医嘱口服抗血小板聚集的药物,如氯吡格雷和阿司匹林;依据病情需要给予抗凝治疗,如低分子肝素皮下注射、替罗非班静脉泵入。定期监测血小板、出凝血时间的变化。严密观察有无出血倾向。

10. 指导患者合理饮食,少食多餐,避免过饱,保持大便通畅。

三、健康教育

1. 注意患肢的制动及肢端血运情况。

2. 观察伤口敷料有无渗血、肿胀、肢端血运,准确记录尿量。

3. 避免诱发因素,如饱餐、情绪激动、过度劳累、寒冷刺激等,观察有无出血倾向。

四、出院回访

1. 指导患者休息、活动、饮食及心理护理。

2. 遵医嘱服药,注意用药后的不良反应及出血倾向。

3. 如有胸痛、胸闷等不适随诊,定期门诊随访及监测出凝血时间。

第十四节　人工心脏起搏器植入术护理常规

一、评估与观察要点

1. 评估患者有无晕厥史及房室传导阻滞,了解各脏器功能,评估人工心脏起搏器植入适应证及禁忌证。

2. 评估患者是否做好术前准备,术前相关用物是否完备。

二、护理措施

1. 术前向患者及其家属介绍手术的目的、简单过程及配合要点,给予心理支持。

2. 完善术前准备,包括完善各项常规检查,训练患者平卧位床上排尿,建立静脉通路,遵医嘱给予抗生素皮试,停用抗凝药物,术前晚保证良好睡眠,必要时应用镇静药。

3. 术后做 12 导联心电图,持续心电监护,严密监测脉搏、心率、心律、心电变化及患者自觉症状。

4. 安置临时起搏器者要绝对卧床休息,平卧或左侧卧位,术侧肢体制动,避免屈曲。卧床期间做好生活护理。永久起搏器置入患者术后取平卧位或略向左侧卧位 8~12 小时,避免右侧卧位,可抬高床头 30°~60°,术侧肢体避免过度活动,勿用力咳嗽,以防电极脱位,术后第 1 次下床活动应动作缓慢,防止跌倒。

5. 伤口护理与观察:植入式起搏者伤口局部以沙袋压迫 6 小时,每隔 2 小时解除压迫 5 分钟,观察伤口有无出血或血肿,术后 24 小时换药 1 次,无异常可 2~3 天换药 1 次。密切观察起搏器囊袋有无肿胀、伤口有无渗血、红肿,及时发现出血、感染等并发症。术后 7 天拆线,临时起搏器每天换药。

三、健康教育

1. 指导患者自我监测起搏器功能,外出随身携带起搏器卡,避开强磁场及高电压场所。如接触某种环境或电器后出现胸闷、头晕等,立即离开现场或者不再使用该种电器。

2. 教会患者每天自测脉搏 2 次,出现脉率低于设置起搏频率 10%或节律异常及时就医。

3. 移动电话距离起搏器至少 15cm,拨打或接听电话时采用对侧。

四、出院回访

1. 指导避免剧烈运动,术侧上肢避免做用力过度或幅度过大的动作,(如打羽毛球、举重物等)。勿随意抚弄起搏器植入部位,以免影响起搏器功能或使电极脱位。

2. 指导患者定期随访,一般要求植入后 1、3、6 个月各随访 1 次,稳定后每 3 个月至 6 个月随访 1 次。接近起搏器使用年限时,每月至少随访一次,在电池耗尽前及时更换起搏器。

第十五节 射频消融术护理常规

一、评估与观察要点

1. 评估患者术前是否停用抗心律失常药物至少 5 个半衰期,凝血功能是否正常,心功能能否耐受手术。

2. 评估患者术前准备及各项检查是否完善,床旁急救物品是否完备。

3. 评估患者的心理状态和对疾病的认知程度,有无紧张、焦虑情绪。

二、护理措施

1. 向患者及其家属介绍手术的目的、简单过程及术中配合要点,取得配合。

2. 完善术前准备:术前停用抗心律失常药物 5 个半衰期以上、术区备皮、训练床上排便、建立静脉通路,检查并标记两侧足背动脉搏动情况。

3. 房颤消融者术前服用华法林维持 INR 在 2.0~3.0 之间。术前三天停用华法林,改用低分子肝素皮下注射。

4. 术后做 12 导联心电图,予以心电监护,严密观察心率、心律、血压变化。注意有无房室传导阻滞、窦性停搏、心脏压塞等并发症发生。

5. 术后卧床休息,静脉穿刺者肢体制动 4~6 小时,动脉穿刺者肢体制动 24 小时。观察伤口有无出血与血肿,并检查足背动脉搏动情况,如有异常立即通知医生。

6. 房颤消融者因抗凝治疗,需适当延长卧床时间,防止出血。继续用低分子肝素 4 天后改用华法林继续抗凝,以防血栓形成。必要时遵医嘱使用胺碘酮、美托洛尔等药物。

三、健康教育

1. 嘱患者术后按要求制动术侧肢体,术肢勿弯曲、勿自行放松或加重伤口压迫。保持穿刺部位清洁、干燥。

2. 按医嘱服抗凝药物,注意有无出血倾向、胸闷、心悸等不适症状。

四、出院回访

1. 指导患者休息、活动、饮食,保持情绪稳定。

2. 注意出院后用药的不良反应,特别是出血倾向。

第十六节　心脏电复律护理常规

一、评估与观察要点

1. 评估患者的意识状态、脉搏、心率、心律等。

2. 评估患者的皮肤是否完整,身上有无金属饰物、心脏起搏器等。

3. 择期电复律患者评估各项检查是否完善,是否停用相关药物。

4. 评估抢救设备和药物是否完好备用。

二、护理措施

1. 向择期电复律患者说明电复律的目的和必要性、大致过程、可能出现的不适和并发症,取得其合作。

2. 遵医嘱做好各项术前检查,如血电解质等。

3. 复律术前禁食 6 小时,排空膀胱。

4. 复律前建立静脉通路,备好各项抢救设备及抢救药物。

5. 充分暴露胸壁,去枕平卧于绝缘的硬板床上,做全导联心电图以便与复律后心电图对照。

6. 清洁电击处皮肤,连接好心电导联线。

7. 连接除颤仪,选择 R 波高而清晰的导联,选择"同步"键。

8. 遵医嘱给予镇静药(地西泮或咪达唑仑)至患者睫毛反射开始消失的深度。

9. 充分暴露患者前胸,将两电极板均匀涂满导电糊或包以生理盐水浸湿的纱布,分别置于胸骨右缘第 2~3 肋间和心尖部,两电极板之间距离不应少于10cm,与皮肤紧密接触并有一定压力,两电极板同时放电。患者如果装有起搏器,电极板应距脉冲发生器 10cm 以上,电复律后进行起搏器测试。

10. 电复律后立刻观察心电图的变化,根据情况是否需要再次电复律。

11. 电复律后,卧床休息 24 小时,注意保暖;持续心电监护及严密观察患者神志瞳孔及生命体征,注意是否发生低血压、高血钾、肺水肿、周围动脉栓塞、皮肤灼伤等并发症,并协助医生给予处理。

三、健康教育

1. 向患者说明施行电除颤后,如出现头昏、胸闷、胸痛、呼吸困难等,及时报告医护人员。

2. 复律后患者应卧床休息 24 小时,清醒后 2 小时内避免进食,以免恶心、呕吐。

3. 指导遵医嘱坚持服用抗心律失常药,注意自我症状监测。

第十七节　主动脉内球囊反搏术护理常规

一、评估与观察要点

1. 评估患者是否有手术适应证和禁忌证,如重度主动脉瓣关闭不全、主动脉夹层、胸主动脉瘤等禁行 IABP。

2. 评估术前准备是否完善,急救用物、主动脉球囊反搏装置是否完备。

3. 评估患者目前生命体征及心理状况。

二、护理措施

1. 术前向患者及其家属告知 IABP 的必要性和重要性、操作过程及配合要点,安慰患者,取得患者及其家属的配合。

2. 建立静脉通路,遵医嘱给予抗血小板聚集药物及地西泮等镇静药物。

3. 术前股动脉穿刺术区备皮,留置导尿,检查并标记双侧足背动脉、股动脉搏动情况;记录 IABP 前患者的血压、心率、心律等相关指标,以利术后评价效果。

4. 备齐术中用物、抢救物品、器械和药品。

5. 术中严密监测患者的意识及生命体征等变化,一旦出现紧急情况,积极配合医生进行抢救。

6. 术后卧床休息,肢体制动,插管侧大腿弯曲不应超过 30°,床头抬高也不应超过 30°,以防导管打折或移位。

7. 固定好主动脉球囊反搏仪,检查动脉测压输液管道是否充满肝素液体,固定换能器,与心脏置同一水平,调节三通管,调零。观察显示屏数值。

8. 每小时肝素盐水冲洗测压管道,以免血栓形成,注意无菌操作;每小时检查穿刺局部有无出血和血肿情况;每小时观察足背动脉搏动情况,注意观察皮肤温度和患者自我感觉情况,同时与健侧比较。

9. 持续监测并记录患者生命体征、意识状态、尿量、心排出量、心脏指数及心电图变化(主要是反搏波形变化情况)、搏动压力情况等(每班须填写主动脉球囊反搏交班表),如出现异常及时通知医生。

10. 反搏期间应密切观察有无下肢缺血、主动脉破裂、伤口感染及出血、血肿、气囊破裂而发生空气栓塞等并发症的发生。

11. 观察反搏有效指针：患者神志清醒、尿量增加、中心静脉压和左心房压力在正常范围内、升压药物剂量大幅度减少，反搏时可见主动脉收缩波降低而舒张波明显上升是反搏辅助有效的最有力的根据。

12. 血流动力学稳定后，根据病情逐渐减少反搏比率，最后停止反搏，进行观察。每次变换频率间隔应在 1 小时左右，停止反搏后带管观察时间不可超过 30 分钟，以免发生 IABP 球囊导管血栓形成。

三、健康教育

1. 指导患者术后卧床休息，保持术侧下肢伸直，避免弯曲。

2. 给予饮食指导，保持大便通畅。

3. 告知患者如有不适，及时报告医护人员。

第十八节　心包穿刺术护理常规

一、评估与观察要点

1. 术前评估患者的生命体征，了解患者的耐受力。

2. 评估操作用物及抢救药品是否齐全。

3. 评估患者的心理状态和对疾病的认知程度，有无紧张、焦虑情绪。

二、护理措施

1. 术前向患者及其家属简要说明心包穿刺的目的、过程及配合要点，做好心理护理；询问患者是否有咳嗽，必要时给予镇咳治疗。

2. 协助患者取舒适体位，建立静脉通路，备好抢救药品；进行心电、血压监测；术前常规行超声检查，确定积液量和穿刺部位，并做好标记。

3. 术中密切观察患者反应和主诉，如面色、呼吸、血压、脉搏、心电等变化，如有异常，及时协助医生处理。

4. 严格无菌操作，抽液要缓慢，第一次抽液量不超过 200~300ml，以后每次抽液量不超过 1000ml，以防急性右室扩张，若抽出新鲜血，应立即停止抽吸。留置引流管需标记好植入长度（或外露长度）并记录，连接引流装置并妥善固定，术后准确记录穿刺液量、性质，按要求及时送检。

5. 术后患者卧床休息，严密观察生命体征及并发症的发生。心包引流者需做好引流管护理,待每天心包引流量<25ml 时拔除导管。

三、健康教育

1. 指导患者术后卧床休息,如有不适,及时告知医护人员。

2. 保持穿刺部位清洁、干燥,避免因潮湿而引起感染。

3. 做好患者防导管脱出和意外脱管的宣教。

第九章 消化内科护理常规

第一节 消化系统疾病一般护理常规

1. 按内科疾病一般护理常规。

2. 根据病情合理安排饮食,一般给予易消化、少刺激、营养丰富、少渣饮食。

3. 一般患者应劳逸结合,注意休息。危重患者或行特殊治疗患者应绝对卧床休息;急性上消化道出血期间,患者取平卧位,头偏向一侧以防窒息。

4. 密切观察病情变化,评估有无恶心、呕吐、腹痛、腹胀、腹泻、呕血、黑便、黄疸、吞咽困难等症状;重点评估呕血和黑粪的量及性状,皮肤的色泽、温度、弹性和静脉充盈等情况;肝硬化患者应观察有无肝掌和蜘蛛痣。

5. 保证抢救器械、药品及用物处于完好状态。

6. 正确执行医嘱,及时采集各项检查标本。

7. 加强心理护理和健康教育,及时做好专科各项检查、治疗、护理工作。

8. 转外科行急诊手术的患者,做好术前准备及转科工作。

第二节 胃炎护理常规

一、评估与观察要点

1. 评估患者的饮食习惯、用药史,了解与本疾病有关的诱因。

2. 评估患者有无嗳气、反酸、食欲减退、上腹饱胀、隐痛等胃肠道症状。

3. 了解胃镜检查及其他实验室检查情况。

4. 评估患者的心理状态和对疾病的认知程度。

二、护理措施

1. 按消化系统疾病一般护理常规。

2. 饮食应定时、规律,不可暴饮暴食,避免辛辣刺激性食物,急性大出血或呕吐频繁时禁食。

3. 遵医嘱用药,并注意观察药效及不良反应。

4. 急性发作期卧床休息。

5. 加强心理护理,保持情绪稳定。

三、健康教育

1. 向患者及其家属介绍本病的相关病因,避免诱发因素。

2. 指导患者建立良好的生活及饮食习惯,戒除烟酒。

3. 指导患者服药的方法、时间等,防止滥用药物。

四、出院回访

1. 询问患者是否有嗳气、反酸、恶心、呕吐等胃肠道症状。

2. 了解患者是否正确遵医嘱服用药物。

3. 定期复查,不适随诊。

第三节 胃食管反流病护理常规

一、评估与观察要点

1. 询问患者饮食习惯、用药史及有无应激因素等,了解疾病的诱发因素。

2. 评估患者有无烧心、反流、胸痛、吞咽困难等症状。

3. 评估患者疼痛的部位、性质、程度、持续时间及伴随症状。

4. 评估患者的心理状态和对疾病的认知程度。

二、护理措施

1. 按消化系统疾病一般护理常规。

2. 注意休息,劳逸结合,避免饭后剧烈运动及睡前 2 小时进食,白天进食后不宜立即卧床,睡眠时将床头抬高 15~20cm,促进食管排空。

3. 以高蛋白、低脂肪、无刺激、易消化饮食为宜,少食多餐,戒烟禁酒,避免饮浓茶、咖啡等。

4. 遵医嘱用药,注意观察药物疗效和不良反应。

5. 加强心理护理,保持情绪稳定,指导并协助患者减轻疼痛。

三、健康指导

1. 向患者及其家属讲解疾病的有关知识,指导其了解并避免导致食管下括约肌压降低的各种因素,改变生活方式或生活习惯;避免重体力劳动和高强度体育锻炼。

2. 指导患者严格按医嘱用药,告知药物的不良反应,平时自备铝碳酸镁、硫糖铝等碱性药物,出现不适时服用。

四、出院回访

1. 询问患者有无烧心、反流等不适。

2. 给予饮食指导。

3. 了解患者是否遵医嘱服用药物,有无不良反应。

4. 定期复查,不适随诊。

第四节　上消化道出血护理常规

一、评估与观察要点

1. 观察患者生命体征、神志、面色、尿量等情况,评估有无失血性周围循环衰竭。

2. 评估患者呕血和黑便的量、颜色、性状、次数,评估患者有无活动性出血及诱发因素。

3. 了解胃镜及其他实验室检查结果。

4. 了解患者的饮食及生活习惯,评估患者对疾病的心理反应。

二、护理措施

1. 按消化系统疾病一般护理常规。

2. 患者绝对卧床休息,休克者取中凹卧位、头偏向一侧,保持呼吸道通畅,防止窒息。

3. 活动期应禁食,病情稳定后改温凉流质饮食。

4. 给予心电监护、吸氧,严密监测患者生命体征、尿量、面色及神志变化。

5. 立即建立静脉通道,积极做好有关抢救准备,加强巡视,观察药物疗效和不良反应,注意维持水电解质和酸碱平衡。

6. 给予口腔和皮肤护理,注意保暖。

7. 安抚患者及其家属,给予心理支持,稳定情绪。

三、健康教育

1. 帮助患者和家属掌握自我护理的有关知识,减少再度出血的危险。

2. 指导患者合理饮食、活动和休息,避免诱因刺激,按医嘱用药。

3. 指导患者及其家属学会观察呕血和黑粪的量、性状、次数,掌握有无继续出血的征象。减少身体活动,呕吐时取侧卧位或头偏向一侧,防止窒息;有呕血、便血时立即送医院治疗。

四、出院回访

1. 询问患者有无头晕及其他不适。

2. 嘱患者生活要有规律,劳逸结合并给予饮食指导。

3. 了解患者是否正确遵医嘱服用药物。

4. 定期复查,不适随诊。

第五节　消化性溃疡护理常规

一、评估与观察要点

1. 询问患者的饮食习惯、用药史及有无应激因素等,了解与本疾病有关的诱因。

2. 观察患者疼痛的规律和特点以及有无呕血或黑便,评估呕吐物和排泄物的量及性状、次数。

3. 评估患者的心理状态和对疾病的认知程度。

二、护理措施

1. 按消化系统疾病一般护理常规。

2. 溃疡活动且症状较重者,应卧床休息,病情稳定者可鼓励其适当下床活动。

3. 养成合理的饮食习惯,选择营养丰富、易消化的食物。

4. 遵医嘱使用质子泵抑制剂、解痉药等,密切观察药物疗效及不良反应。

5. 密切观察病情变化,及时发现穿孔、出血、幽门梗阻、癌变等相关并发症的发生,并作好相应的处理。

三、健康教育

1. 向患者讲解引起和加重溃疡的相关因素、发病诱因、相关治疗及护理知识。

2. 指导患者生活要有规律,建立合理的饮食习惯,戒除烟酒,避免摄入刺激性食物。

3. 指导患者按医嘱正确服药,慎用或勿用致溃疡药物,如阿司匹林、咖啡因、泼尼松等。

四、出院回访

1. 询问患者有无腹痛、恶心、呕吐等不适,给予饮食及生活指导。

2. 了解是否正确遵医嘱服用药物。

3. 定期复查,不适随诊。

第六节　炎症性肠病护理常规

一、评估与观察要点

1. 了解患者有无家族史、食物过敏及诱发因素。

2. 询问患者腹泻的频次及性状。

3. 观察患者腹部体征,若发现腹痛、腹肌紧张、肠鸣音减弱或消失应注意中毒性巨结肠、肠穿孔等并发症,应立即报告医生并及时处理。

4. 评估患者的心理状态和对疾病的认知程度。

二、护理措施

1. 按消化系统疾病一般护理常规。

2. 活动期间,患者应充分休息,病情严重者应卧床休息,以减轻肠蠕动和肠痉挛。

3. 急性发作期进流质饮食,病情好转后宜选择质软、纤维素少、足够热量饮食,避免食用冷饮、水果、多纤维的蔬菜及其他刺激性食物,忌食牛乳和乳制品。病情严重时应禁食,给予完全胃肠外营养治疗。定期测量体重和监测血红蛋白、电解质。

4. 严格遵医嘱用药,注意观察用药不良反应。

5. 密切观察患者腹部体征等情况,及时发现肠穿孔、肠梗阻等并发症的发生。

6. 对于持续便血和腹泻者,应保持肛周皮肤清洁和完整。

三、健康教育

1. 向患者及其家属讲解本病的诱发因素,指导其注意休息、避免劳累和保持情绪稳定,避免疾病的发作和加重。

2. 指导患者遵医嘱坚持治疗,不要随意更换药物或停药,教会患者识别及观察药物的不良反应。

四、出院回访

1. 询问患者有无腹痛、腹泻及黏液脓血便、腹胀等不适。

2. 指导患者合理选择饮食,注意劳逸结合。

3. 了解患者是否正确遵医嘱服用药物,嘱其定期复查,不适随诊。

第七节　急性胰腺炎护理常规

一、评估与观察要点

1. 询问患者既往有无胆道疾患、胰管阻塞、十二指肠邻近部位病变及有无大量饮酒、暴饮暴食等诱因。

2. 评估患者有无腹痛、腹胀、恶心、呕吐、发热、血尿淀粉酶增高。

3. 评估患者的心理状态和对疾病的认知程度。

二、护理措施

1. 按消化系统疾病一般护理常规。

2. 急性发作期和重症者应绝对卧床休息,避免精神和身体过度疲劳。

3. 急性期禁食、胃肠减压,根据病情给予营养支持。

4. 密切观察生命体征及腹部情况,注意保持水、电解质平衡。

5. 遵医嘱用药,及时给予解痉镇痛药物,密切观察用药不良反应。

6. 对于出血坏死型胰腺炎伴腹腔内大量渗液者,或伴急性肾衰竭者做好腹膜透析准备。

7. 给予心理护理,稳定患者情绪。

三、健康教育

1. 向患者及其家属讲解本病主要诱因,避免疾病复发。

2. 指导患者建立有规律的饮食和生活习惯,避免暴饮暴食,戒除烟酒等。

四、出院回访

1. 询问患者饮食是否规律,有无腹痛、恶心、呕吐等不适。

2. 定期复查,不适随诊。

第八节　肝硬化护理常规

一、评估与观察要点

1. 评估患者有无引起肝硬化的病因，了解患者的饮食习惯和有无特殊嗜好。

2. 评估患者有无食欲缺乏、腹胀、恶心、呕血、出血倾向、肝掌、蜘蛛痣、门静脉高压症等表现。

3. 了解实验室及其他检查的结果。

4. 评估患者的意识状态、心理状态和对疾病的认知程度。

二、护理措施

1. 按消化系统疾病一般护理常规。

2. 代偿期患者应适当减少活动，从事轻劳力工作；失代偿期患者以卧床休息为主。

3. 以高热量、优质蛋白、高维生素、易消化的食物为宜，严禁饮酒。肝功能显著损害、血氨偏高或有肝性脑病先兆者应限制或禁食蛋白质；食管胃底静脉曲张者以软食为主；腹水明显者应限制钠盐，给予无盐或低盐饮食，入水量限制1000ml/d左右，腹水减退后，仍需限制钠的摄入，防止腹水的再次出现。

4. 遵医嘱使用利尿、护肝等药物，利尿速度不宜过快，体重减轻不超过0.5kg/d，下肢水肿者不超过1kg/d，禁用损害肝脏的药物，密切观察药物作用及不良反应。

5. 观察有无并发症的发生，以便及时做好抢救准备。

6. 观察腹水和下肢水肿的情况，准确记录出入水量，每日测量腹围、体重。

7. 做好口腔、皮肤护理。

8. 加强心理护理，鼓励患者树立战胜疾病的信心。

三、健康教育

1. 向患者及其家属讲解疾病的相关知识和自我护理方法，避免引起并发症的相关因素，预防并发症的发生。

2. 指导患者沐浴时应注意避免水温过高，或避免使用有刺激性的皂类和沐浴液，皮肤瘙痒者给予止痒处理，嘱患者勿用手抓挠，以免皮肤破损。

3. 指导患者家属理解和关心患者，给予精神支持和生活照顾。

4. 活动与休息的指导。

四、出院回访

1. 询问患者有无食欲缺乏、腹胀、恶心、呕血等不适。

2. 了解患者休息及生活起居情况,并予以指导。

3. 了解患者是否正确遵医嘱服用药物。

4. 定期复查,不适随诊。

第九节　病毒性肝炎护理常规

一、评估与观察要点

1. 了解患者发病的经过,有无类似病例接触史。

2. 评估患者有无乏力、畏食、恶心、黄疸、皮肤瘙痒、腹胀等。

3. 观察患者有无生命体征及神志改变,有无出血倾向及消化道症状改变情况。

4. 了解患者的心理状态和对疾病的认知程度。

二、护理措施

1. 按传染科一般疾病护理常规,甲型肝炎和戊型肝炎执行消化道隔离,乙型肝炎、丙型肝炎、丁型肝炎执行血液/体液隔离。

2. 急性肝炎、慢性肝炎活动期、肝衰竭者应卧床休息,待症状好转、黄疸减轻、肝功能改善后,逐渐增加活动量,以不感疲劳为度。肝功能正常 1~3 个月后可恢复日常活动及工作,但仍应避免过度劳累和重体力劳动。

3. 饮食指导

(1)急性肝炎期:宜进食清淡、易消化、富含维生素的流质饮食。

(2)黄疸消退期:食欲好转后,可逐渐增加饮食,少食多餐,避免暴饮暴食。多食水果、蔬菜等维生素丰富的食物。

(3)肝炎后肝硬化肝衰:血氨升高时急性期首日禁蛋白饮食,蛋白质摄入量为 1~1.5g/(kg·d)。植物蛋白优于动物蛋白。

(4)不宜长期摄入高糖、高热量饮食,以防诱发糖尿病和脂肪肝;腹胀者可减少产气食品(牛奶、豆制品)的摄入,戒烟禁酒。

4. 观察患者有无恶心、呕吐、返酸等消化道症状。

5. 遵医嘱给予保护肝脏、降低转氨酶、抗病毒、免疫调节等治疗,注意药物的不良反应。

6. 黄疸患者做好皮肤护理。

7. 加强心理护理,树立战胜疾病的信心。

三、健康教育

1. 指导患者及其家属正确掌握各型肝炎的消毒隔离和预防知识,及时进行预防接种。

2. 指导患者按时服用药物,不可随意停药或加药,防止滥用药物。

3. 嘱患者保持乐观情绪,避免劳累。

四、出院回访

1. 询问患者有无乏力、畏食、恶心、黄疸等不适。

2. 加强营养,适当增加蛋白质摄入,避免长期高热量、高脂肪饮食,戒烟酒。

3. 了解患者是否正确遵医嘱用药。

4. 急性肝炎患者出院后第 1 个月复查 1 次,以后每 1~2 个月复查 1 次,半年后 3 个月复查 1 次,定期复查 1~2 年;慢性肝炎定期复查肝功能,不适随诊。

第十章　肿瘤内科护理常规

第一节　肿瘤科常见疾病护理常规

1. 按内科系统疾病一般护理常规。

2. 按放、化疗护理常规。

3. 指导进高热量、高蛋白、高维生素易消化食物,鼓励多饮水,有消化道出血者应禁食,胃肠道反应重者进食清淡、少油、易消化食物。

4. 适当休息,并发心、肺功能不全或其他严重并发症者卧床休息,采取适宜的体位。

5. 做好心理护理,向患者及其家属讲解疾病治疗方法及愈后效果,增加患者康复的信心。

6. 准确执行医嘱,根据药物性质及医嘱的要求严格控制输液速度,密切观察药物作用及不良反应。

7. 严密观察化疗药物所致皮肤损伤及静脉炎的发生,化疗患者尽量选择中心静脉输液,鼓励患者 PICC 置管或植入式输液港。

8. 放疗患者注意放射野皮肤的观察与护理,照射野皮肤破损处可使用烫伤膏涂搽促进皮肤愈合。

9. 做好管道护理,有伤口、瘘管、胸腹腔引流管者及时换药、妥善包扎,及时更换引流袋。

10. 密切观察患者生命体征、意识等病情变化,警惕肿瘤溶解综合征的发生及出血倾向,定期复查肝肾功能、血常规、心功能等评估,骨髓抑制者注意保护性隔离。

11. 出院后指导功能锻炼,定期复查,不适随诊。

第二节　放射治疗护理常规

一、评估与观察要点

1. 评估患者病情、治疗时间及治疗不良反应等情况。

2. 评估患者身体状况、心理状态、放射区域皮肤情况及定位标记是否清晰。

二、护理措施

1. 放疗前应耐心做好解释工作，向患者介绍放疗相关知识和治疗中可能出现的不良反应及需配合的事项。消除患者紧张、恐惧的心理，积极接受治疗。

2. 饮食以高蛋白、高热量、高维生素为主，放疗期间鼓励患者多饮水，每天饮水 3000ml 以上。

3. 头部放疗患者注意观察生命体征、瞳孔、意识、呕吐等症状，每日做张口练习，预防放疗所引起的张口困难。

4. 面部照射时，应注意保护视力，治疗后用氢化可的松油膏涂眼，头面部及胸部照射均应注意保暖，预防感冒。

5. 喉癌患者放疗时禁用金属套管，口腔癌患者放疗时禁戴假牙、金属牙托，以防电离灼伤。

6. 消化道照射时，应注意保持腔道清洁。口腔照射时，宜用软牙刷，每日 4 次用漱口液含漱，避免过冷过热食物；食管癌放疗后应注意饮食宜细软，忌粗糙、硬食；直肠癌放疗后应保持大便通畅。

7. 脊髓较大剂量照射时，应谨防发生瘫痪，如发生瘫痪时，按瘫痪患者护理常规。

8. 密切观察放射治疗后反应，观察有无骨髓抑制，预防感染及出血。出现乏力、头晕、头痛、恶心、呕吐时立即给予对症处理。

9. 注意保护照射野皮肤，建议穿棉质内衣，局部皮肤禁用肥皂水、刺激性药物、禁粘贴胶布及紫外线照射。局部皮肤红斑、灼痛、刺痒等反应者可用烫伤膏局部涂擦，局部感染按外科常规换药。

三、健康教育

1. 放疗照射次数、强度应严格按医嘱执行，不可任意增减。

2. 放疗时不能带金属物品。

3. 注意休息，避免劳累，保持心情舒畅，加强照射区域的功能锻炼，预防局部功能障碍。

四、出院回访

1. 指导保护照射野皮肤,防紫外线照射,避免摩擦。

2. 放射治疗结束后的半年内应避免太阳光照射,育龄妇女应避孕 2~3 年,待病情稳定后再考虑生育问题。

3. 放疗后 3 年内不行拔牙术。

第三节　化疗护理常规

一、评估与观察要点

1. 充分了解化学治疗药物的应用机制、常规剂量、给药途径及药物不良反应,熟练掌握给药方法、给药顺序。

2. 评估血常规及肝功能,出现异常情况采取相应措施。

3. 评估静脉条件,选择最佳的穿刺方法及部位。

4. 密切观察用药后反应,特别是血象情况,预防骨髓抑制。

二、护理措施

1. 化学药物配置,需在生物安全操作柜内配药,应由经过培训的注册专业护士进行。

2. 输液肢体制动,选择直、粗的大血管,如条件允许尽量使用中心静脉外周置管,上腔静脉综合征患者避免上肢输液。

3. 护士应掌握化学药物输注原则,多种化学药物输注时,应先注入非发疱类药物,两种化疗药物间应间隔,用生理盐水或者 5% 葡萄糖注射液冲管。

4. 做好化疗药物使用前期准备,如紫杉醇过敏反应发生率高,使用时应准备肾上腺素,气管切开包等抢救用物。

5. 观察患者的药物毒性反应,如异环磷酰胺容易引起出血性膀胱炎,注意小便情况,观察尿液的性质及颜色,如有特殊情况及时报告医生给予对症处理。

6. 遵医嘱给予高热量、高蛋白、粗纤维饮食,保持大便通畅。

7. 注意保暖,避免受凉,预防感染,患者白细胞低时做好保护性隔离,及病房空气消毒等相关措施。

8. 发口服抗癌药物要单独进行,不与普通药物混合发放,护士与患者均不要用手直接接触药物,用药后嘱患者多喝水。

三、健康教育

1. 指导患者和家属了解化疗的基本原理、主要的不良反应,告知化疗期间配合的事项。

2. 注意保持全身皮肤清洁,尤其是口腔、会阴清洁,防止感染。

3. 化疗期间鼓励患者多饮水,每日 3000ml 以上。

4. 使用奥沙利铂药物时,嘱患者禁用冷水漱口,避免接触冰冷物品及铝制品。

四、出院回访

1. 定期复查,给予饮食指导。

2. 观察化学治疗后静脉的情况。

3. 监测血象变化,预防感冒,增强机体抵抗力。

4. PICC 管携带者,每周来院维护,发现置管处出血、发红、疼痛、肿胀、敷贴潮湿等及时就诊。

第四节　肺癌护理常规

一、评估与观察要点

1. 观察患者咳嗽、咯血、胸痛、发热等症状。

2. 观察患者化学治疗不良反应,特别是血常规的变化。

3. 观察放射治疗的皮肤野情况,以及有无放射性肺炎的发生。

二、护理措施

1. 按肿瘤内科一般护理措施。

2. 化疗患者参照化疗护理常规。

3. 疼痛患者做好疼痛评估,遵医嘱使用止痛药,严格按照"三阶梯止痛"原则给药。向患者做好药物知识的宣教,以取得配合。

4. 观察患者咳嗽、咯血、胸痛、呼吸困难、发热、面色、精神状况等,注意有无病变转移或波及其他脏器的症状和体征,及时对症处理并做好记录。

5. 轻症可适当活动,病情严重者应卧床休息,胸闷、气促者,可采取半卧位或端坐卧位,并遵医嘱予吸氧,保持呼吸道通畅。预防感染,指导深呼吸,协助咳嗽排痰,痰不易咳出时,给予雾化吸入或体位引流,必要时吸痰。

6. 化疗患者严防药物外渗,使用深静脉输注;有上腔静脉压迫综合征的患者严禁上肢输液。

7. 观察放、化疗不良反应,如胃肠道反应、血常规、肝肾功能、心功能、尿液性质及颜色。

8. 准确记录出入水量,进食高热量、高蛋白、富含维生素低盐饮食,有吞咽困难者进食流质饮食。

9. 加强心理和社会支持,做好心理护理。

三、健康教育

1. 指导进食高热量、高蛋白、富含维生素饮食。

2. 合理休息与适当活动,增强机体抵抗力。

3. 禁烟、酒、槟榔等刺激性食物,改善工作和生活环境,防止空气污染,减少吸入致癌物质。

4. 防止受凉感冒,坚持训练肺功能,可参加适宜的体能锻炼,以不感疲劳为度。

四、出院回访

1. 是否出现呼吸困难、胸痛、反复咯血、发热、声音嘶哑、吞咽困难等并发症状。

2. 了解放射野皮肤完整情况,免受理化因素刺激。

3. 了解咳嗽、进食、疼痛等症状的控制情况及生活质量。

4. 定期复查 CT、血常规等检查,如有异常及时到医院就诊。

第五节　鼻咽癌护理常规

一、评估与观察要点

1. 评估患者涕血、耳鸣、听力减退、耳内蔽塞感、头痛、视力障碍等情况。

2. 观察有无张口困难、颈部硬结、抬肩受限等放射治疗的并发症和后遗症。

3. 评估口腔情况以及张口、肩颈等康复功能锻炼情况。

二、护理措施

1. 患者应给予高蛋白、高热量、高维生素饮食,增强体质,戒烟、酒,调节全身情况。

2. 保持放射野皮肤清洁、干燥,勿用肥皂擦洗,勿自行涂药及搔抓、摩擦,皮肤脱屑忌用手剥撕,禁贴胶布,避免冷热刺激及日晒雨淋,照射区皮肤禁止注射,不宜做供皮区,保持标记线清晰。

3. 放射治疗前需洁齿,拔出龋齿,患牙周炎或牙龈炎者应采取相应治疗,再行放射治疗。

4. 指导功能锻炼,预防由于放射治疗导致面颈部软组织及肌肉纤维化而引起张口困难及颈部硬结。

5. 鼻腔大出血时取平卧位,头偏向一侧,遵医嘱使用镇静药物,床旁备负压吸引器,保持呼吸道通畅,鼻部置冰袋冷敷止血,协助医生进行前后鼻孔填塞,遵医嘱输液、止血、抗感染。

三、健康教育

1. 加强营养,进食营养丰富、易消化的食物,尤其是补充富含维生素 C 的食物如新鲜蔬菜、水果,以促进黏膜的修复。

2. 适当参加体育锻炼,增强体质,预防感冒。

3. 注意口腔卫生,使用含氟牙膏,坚持进行张口、转颈、鼻咽冲洗等康复功能锻炼。

四、出院回访

1. 定期复查,如有异常,及时复诊。

2. 指导自我护理方法如漱口、鼻腔冲洗等。

3. 放射治疗后 3 年勿拔牙。

4. 放射治疗结束后的半年内应避免太阳光照射,育龄妇女应避孕 2~3 年,待病情稳定后再考虑生育问题。

第六节　乳腺癌护理常规

一、评估与观察要点

1. 观察患侧肢体是否水肿、腋窝淋巴肿大、溃烂及功能障碍情况。

2. 观察放疗区皮肤破损情况及化疗反应。

3. 观察患侧胸壁及健侧乳房是否触及肿块,肿块有无破损,若出现破溃需换药。

二、护理措施

1. 做好患者及家属健康宣教,了解具体治疗计划,告知可能出现的不良反应,加强自我护理,减少可能出现的副反应,减轻焦虑恐惧心理。

2. 饮食上给予高热量、高蛋白、富含维生素、清淡易消化的饮食,如鱼、瘦肉、蛋、奶类,少量多餐。

3. 观察各种药物的不良反应,如出血性膀胱炎、心脏毒性、过敏反应等。

4. 术后皮肤愈合不好积极进行相应治疗,放射野勿用肥皂擦洗,勿自行涂药及搔抓、摩擦刺激,穿棉质内衣,保持局部干燥。

5. 避免用患侧上肢搬动、提取重物,坚持患肢功能锻炼。

6. 预防患侧上肢肿胀的护理:

(1)勿在患侧上肢测血压、抽血、做静脉或皮下注射等。

(2)指导患者保护患侧上肢:平卧时患肢下方垫枕抬高 10°~15°,肘关节轻度屈曲,半卧位时屈肘 90°放于胸腹部,下床活动时用吊带托扶。

(3)按摩患侧上肢或进行握拳、屈、伸肘运动,以促进淋巴回流。

7. 并发症的观察及护理

(1)放、化疗期间如白细胞<$0.5×10^9$/L,采取保护性隔离措施,予升白细胞治疗,预防感染。

(2)放疗者局部皮肤如出现瘙痒、干燥、色素沉着等,注意保护局部皮肤完整,以防抓破,每周修剪指甲,皮肤出现脱皮请示医生是否暂停放疗,预防感染。

三、健康教育

1. 指导患者锻炼术侧上肢,如做康复操、肩关节旋转、梳头、手指爬墙等运动,循序渐进,避免劳累。

2. 做好皮肤护理,特别是患侧腋窝处的皮肤。

3. 避免患侧肢体提重物。

4. 做好患者心理护理。

四、出院回访

1. 患侧功能锻炼,是否达到完全恢复的状态。

2. 患侧肢体是否有水肿的情况。

3. 放射野皮肤是否完整,有无感染。

4. 予饮食指导,服药指导,交代定期复查,进行自我乳房检查,如有异常,及时就诊。

5. 术后 5 年内避免妊娠。

第七节　外周穿刺中心静脉导管(PICC)护理常规

一、评估与观察要点

1. 评估导管刻度、贴膜更换时间、置管时间、测量双侧上臂臂围。

2. 观察穿刺点局部有无红肿、渗血渗液及疼痛,导管走向处有无触痛及条索状静脉炎。

3. 评估患者对 PICC 管道维护认知程度。

二、护理措施

1. 输液前用 20ml 生理盐水冲管,确认导管通畅后再输液。

2. 输液后使用 10ml 以上的生理盐水脉冲正压冲封管,或者用 0~10U/ml 的肝素盐水冲封管。

3. 冲、封管遵循 SASH 原则:S-生理盐水;A-药物注射;S-生理盐水;H-肝素盐水,根据药液选择适当的溶液脉冲式冲洗导管,每 8 小时冲管一次;输注脂肪乳、血制品、TPN 等粘稠液体后,用生理盐水脉冲正压冲管后,再输其他液体。

4. 禁止使用小于 10ml 的注射器冲管,不能用于高压注射泵推注造影剂,防止损坏导管。

5. 维护内容:更换正压接头、冲洗导管、更换透明敷料;维护时间:正常情况每 7 天维护 1 次。

6. 维护 PICC 导管时,记录导管刻度、更换时间,测量双侧上臂臂围并与置管前对照。

7. 自下而上去除敷料,切忌将导管带出体外。

8. 将体外导管放置呈弯曲型,以降低导管张力,避免导管在体内、外移动。

9. 体外导管须完全被覆盖在透明敷料下, 无菌透明敷料无张力黏贴固定,手不能触摸透明敷料区域内皮肤,以免引起感染。

10. 疑有污染、出汗、贴膜卷边等特殊情况,应随时更换;告知患者每次换贴膜时随身携带 PICC 置管维护登记表。

11. 经常观察导管滴速,发现滴速减慢及时查明原因妥善处理。

12. 经常观察穿刺点有无红肿、硬结、渗出物,如有异常及时作局部处理。

三、健康教育

1. 患者日常生活不受影响,能从事简单的生活自理项目。

2. 避免置管侧肢体测量血压、负重、过度活动、避免置管部位污染。

3. 告知患者保持局部清洁干燥,不要擅自撕下贴膜,贴膜有卷边、松动、贴膜下有汗液时及时请护士更换。

4. 告知患者洗澡时用三层保鲜膜包裹，避免游泳等水浸泡到 PICC 管,以防感染。

四、出院回访

1. 了解 PICC 管道穿刺处有无红肿、渗血、渗液及疼痛,PICC 管道外露端刻度。

2. 每周来院进行 PICC 导管维护,发现异常及时就诊。

3. 置管侧肢体避免提 5kg 以上物品及过度活动,避免管道移位。

第八节　植入式输液港护理常规

一、评估与观察要点

1. 评估皮肤有无异常,判断输液港的位置。

2. 评估注射部位皮肤有无红肿、渗血渗液现象。

3. 定期检查导管位置、流通性能及固定情况。

二、护理措施

1. 做好患者的心理护理,告知输液港相关知识及注意事项。

2. 必须经过专门培训并考核合格的护理人员才能使用和维护输液港。

3. 协助患者取平卧位,输液港底座充分暴露,用酒精棉块以输液港底座为中心由内向外消毒,其半径 10~12cm,再以碘伏棉块重复擦拭 3 次,消毒范围同前。戴无菌手套以左手拇指、食指和中指成三角形,将输液港拱起,确定此三指的中央为穿刺点,使用无损伤针垂直从中心插入,抽吸有回血以确认针头位于输液港储液槽内方可输液,若无回血时,应立即停止输液治疗,寻找原因,必要时行胸部 X 线检查。

4. 输液压力不高于 25kPa,禁用高压注射泵推注造影剂。

5. 输液前用 10ml 生理盐水冲管, 输注高黏性液体每 4 小时生理盐水脉冲式冲管 1 次,以防输液港内有药物沉积。输入多种不相容药物时,每组给药间都用生理盐水脉冲方式冲洗输液港,以免因配伍禁忌而导致药物沉积甚至堵塞导管,危急患者生命。

6. 治疗时每 7 天更换一次无损伤针及敷料,治疗间歇期每 4 周维护一次。

7. 查看注射部位有无渗液、渗血、红肿现象,一旦发生异常,立即停止注射并采取相应措施。

8. 注射完成后,每次注射后以 10ml 无菌生理盐水脉冲方式冲管,一手固定输液港,一手边推注生理盐水边拔除无损伤针,夹闭延长管。

三、健康教育

1. 必须使用无损伤针。

2. 针头应轻柔插入,防止针尖形成倒钩。

3. 建议每 24 小时更换输液器,穿刺点局部每 72 小时换药换敷料。

4. 当针头刺入输液港后,注射器活塞不应长时间暴露于空气中。

5. 针头位于注射座中后,不要随意动针柄和改变针头的位置。

6. 如使用输液泵,为增加安全性,将所有连接点处用胶带固定,在打开输液夹之前先启动输液泵,输液泵应有自动压力限定开关,在压力超过 25psi 之前自动关闭输液泵。

7. 避免做剧烈的胸肩运动,如打球、游泳等。

四、出院回访

1. 每月定时来院进行维护。

2. 如注射部位皮肤伤口感染引起,表现为红、肿、热、痛等炎性反应及时就诊。

第十一章 内分泌科护理常规

第一节 内分泌系统疾病一般护理常规

1. 按内科疾病一般护理常规。

2. 重症患者绝对卧床休息;轻度患者适当休息和活动;粒细胞减少的患者应采取隔离措施,防止交叉感染。

3. 遵医嘱给予饮食护理,糖尿病患者需给予糖尿病饮食。

4. 评估病情变化,遵医嘱测量生命体征、神志、尿量、身高、体重等,严密观察内分泌系统疾病各种危象的先兆表现。

5. 及时做好检查前后准备,正确采集各种化验标本,熟悉各项检查的临床意义。

6. 针对专科疾病,实施心理护理和健康教育。

7. 保持急救物品、药品的完好,处于备用状态。

第二节 糖尿病护理常规

一、评估与观察要点

1. 询问病史,了解患者的生活方式、饮食习惯、用药情况及心理状态。

2. 评估患者一般状况、营养状况及皮肤等情况。

3. 了解实验室及其他检查结果,如血糖、血脂、糖化血红蛋白等。

二、护理措施

1. 根据患者性别、年龄、理想体重、工作性质、生活习惯计算每天所需总热量,饮食原则是高碳水化合物、低脂肪、适量蛋白质和高纤维的膳食,指导食物搭配,戒烟限酒,严格限制各种甜食,如糖果、含糖饮料等。

2. 根据患者病情,指导患者进行有氧运动,选择合适的运动量,注意防止低血糖发生,随身携带糖果和糖尿病信息卡。

3. 指导患者正确服用口服降糖药物和使用胰岛素,注意观察药物不良反应。使用胰岛素时应妥善保存。注射胰岛素时应准确用药、严格无菌操作、针头一次性使用,选择正确的部位并按要求进行轮换。

4. 控制血糖、血脂、血压、体重在理想范围。

5. 注意保暖,预防上呼吸道、泌尿系感染,保持皮肤清洁。

6. 观察患者病情变化,监测生命体征,一旦发生低血糖、酮症酸中毒等急性并发症时积极配合医生进行抢救。

7. 向患者及其家属提供系统规范的糖尿病健康教育,预防相关并发症。

三、健康教育

1. 提供糖尿病相关知识及预防并发症的指导,提高患者对治疗的依从性。

2. 指导患者学习和掌握监测血糖、血压、体重的方法。

3. 指导患者合理用药和自我护理。

四、出院回访

1. 了解饮食、血糖控制等情况,是否坚持运动。

2. 询问患者病情,了解是否有并发症的发生。

3. 了解是否遵医嘱正确使用口服降糖药物和胰岛素。

4. 定期门诊复查,不适随诊。

第三节　糖尿病肾病护理常规

一、评估与观察要点

1. 询问病史,了解患者的生活方式、饮食方式、用药情况及心理状态。

2. 评估患者一般状态、尿量、尿液情况、体重以及有无水肿。

3. 了解实验室及其他检验结果。

二、护理措施

1. 给予低盐、低脂、优质蛋白饮食。限制蛋白质摄入,肾功能正常者,每日蛋白质摄入量为 0.8g/kg;肾功能不全非透析期者,每日蛋白质摄入量为 0.6g/kg。限制钠盐的摄入,每天 2~3g 为宜,液体入量视水肿程度及尿量而定。

2. 根据患者病情选择合适的运动方式,劳逸结合,避免劳累。严重水肿的患者应卧床休息,抬高下肢,以增加静脉回流,减轻水肿。

3. 督促患者遵医嘱服药,并注意观察治疗效果。

4. 密切观察患者的血压、水肿情况、尿量、血糖、肾功能变化等。记录 24 小时出入水量,如有少尿、水肿加重、高血压等应及时报告医生予以处理。发现尿量突然减少及时报告医生。

5. 做好全身皮肤、口腔、会阴部护理,预防感染。

三、健康教育

1. 告知疾病的相关知识,提高患者对治疗的依从性。

2. 指导患者准确用药和合理饮食,严格控制血糖、血压、血脂。

3. 指导患者学会自我监测体重、尿量,了解水肿情况。

四、出院回访

1. 了解出院后饮食、药物使用情况。

2. 定期复查尿常规、肾功能等,不适随诊。

第四节 糖尿病足护理常规

一、评估与观察要点

1. 评估患者病情、自理能力和合作程度。

2. 评估患者有无足部溃疡的危险因素。

3. 根据 Wagner 分级标准,评估患者足部情况。

二、护理措施

1. 每天检查双足 1 次,观察足部皮肤颜色、温度、足部动脉搏动情况,及时了解足部感觉功能。

2. 保持足部清洁,指导患者勤换鞋袜,每天清洗足部 1 次,水温在 37~40℃,皮肤干燥者必要时可涂油膏等护肤品。

3. 防止外伤,帮助并指导患者正确修剪趾甲,选择合适的鞋袜,夏天防蚊虫叮咬,冬天防冻伤、烫伤。

4. 指导和协助患者采用多种方法促进肢体血液循环,避免盘腿坐或跷二郎腿。

5. 需换药者每次换药时观察伤口的动态变化,注意无菌操作,正确处理医疗废物,换药次数根据伤口情况而定。

6. 积极控制血糖,说服患者戒烟。

三、健康教育

1. 指导患者及家属正确进行足部观察和检查。

2. 指导正确用药,做好糖尿病的自我管理。

3. 指导患者正确穿鞋袜,避免赤脚行走,预防外伤。

4. 指导患者戒烟、戒酒,养成良好的生活习惯。

四、出院回访

1. 了解患者的足部情况,发生新的皮肤溃疡应及时就医。

2. 了解患者饮食、用药及血糖控制情况,指导定期复查。

第五节　甲状腺功能亢进症护理常规

一、评估与观察要点

1. 询问患者患病的起始时间、主要症状及特点,评估有无诱发因素,了解用药情况。

2. 评估患者的心理状况及对疾病知识的了解程度。

3. 评估患者一般状态、皮肤黏膜、眼征、甲状腺肿大情况、心血管、消化系统等情况。

4. 查看实验室及其他检查结果。

二、护理措施

1. 保持环境安静,避免噪声和强光刺激。根据患者情况制订个体化活动计划,活动不宜疲劳,保证充足的睡眠。有心力衰竭或严重感染者应卧床休息,做好生活护理。

2. 给予高热量、高蛋白、高维生素及矿物质丰富的饮食。避免含碘丰富的食物,忌食海带、紫菜等海产品,应食用无碘盐,减少食物中粗纤维的摄入,以减少排便次数。鼓励患者多饮水,每天饮水 2000~3000ml,并发心脏病者除外。

3. 指导患者正确用药,不可自行减量或停药,并密切观察药物的不良反应,及时处理。

4. 密切观察生命体征和神志变化,若原有甲亢症状加重,并出现高热(体温>39℃)、严重乏力、烦躁、多汗、心悸、心率>140 次/分、食欲减退、恶心、呕吐、腹泻、脱水等,应警惕甲状腺危象发生,立即报告医生并协助处理。

5. 做好心理护理,提高患者对疾病的认知水平。

6. 对症护理:眼部采取保护措施,预防眼睛受到刺激和伤害;体温过高者按高热护理常规;躁动不安者使用床栏保证患者安全;昏迷者按昏迷护理常规;腹泻严重者应注意肛周护理。

三、健康教育

1. 指导甲亢的相关知识和保护眼睛的方法,教会患者自我护理。鼓励患者保持身心愉快,避免精神刺激或过度劳累。

2. 指导患者坚持遵医嘱、按剂量、按疗程服药,不可随意减量和停药。

3. 对有生育需要的女性患者,应告知其妊娠可加重甲亢,宜治愈后再妊娠。对妊娠期甲亢患者,指导其避免各种可能对母亲及胎儿造成影响的因素。产后如需继续服药则不宜哺乳。

四、出院回访

1. 指导定期复查血象、甲状腺功能等检查,了解患者病情,若出现高热、恶心、呕吐、不明原因腹泻、突眼加重等,应及时就诊。

2. 做好饮食及用药指导。

3. 做好患者的心理护理,保证甲亢患者情绪护理的延续性,促进康复。

第六节　甲状腺功能减退症护理常规

一、评估和观察要点

1. 询问患者患病的起始时间、主要症状及其特点,了解用药情况。

2. 评估患者的心理状况及对疾病知识的了解程度。

3. 评估患者一般状态、皮肤、心血管、消化系统等情况。

4. 查看实验室及其他检查结果。

二、护理措施

1. 给予高蛋白、高维生素、低钠、低脂肪、粗纤维的饮食。

2. 鼓励患者进行适度的运动,如散步、快走等。指导患者每天定时排便,教会患者促进便意的技巧,如适当按摩腹部等,必要时遵医嘱予轻泻药。

3. 遵医嘱服药,观察药物疗效及不良反应。

4. 严密观察生命体征、神志及全身黏液性水肿情况,每天记录体重。注意保暖,避免受凉。若出现体温低于35℃、呼吸浅慢、心动过缓、血压降低、嗜睡等表现,或出现口唇发绀、呼吸深长等症状,应警惕黏液性水肿昏迷的发生,立即通知医生配合抢救处理。

5. 做好心理护理,提高患者对疾病的认知水平。

三、健康指导

1. 告知患者发病原因及注意事项。注意个人卫生,注意保暖,慎用催眠、镇静、止痛、麻醉等药物。

2. 遵医嘱按时按量服药,对需要终身替代治疗者,向其解释服药的重要性,不能随意变更剂量或停药。

3. 给患者讲解黏液性水肿昏迷发生的原因及表现,学会自我观察,指导患者定期复查心肝肾功能、甲状腺功能、血常规等。

四、出院回访

1. 了解患者用药情况,指导定期复查甲减相关生化指标。

2. 交待患者一旦出现心动过缓、低血压、体温<35℃ 等不适,应及时就医。

第十二章　神经内科护理常规

第一节　神经系统疾病一般护理常规

1. 按内科一般疾病护理常规。

2. 密切观察神志、瞳孔及生命体征变化,意识不清、活动障碍、精神症状及癫痫病史者,加床栏,防坠床,必要时约束。及时备好抢救器械和药品,配合抢救。

3. 根据患者病情选择体位,做好相应护理。

4. 根据病情及医嘱给予相应饮食,避免误吸。

5. 保持呼吸道通畅,遵医嘱吸氧,做好气管插管和气管切开患者的气道护理。

6. 加强基础护理。眼睑闭合不全者,给予眼膏外涂及湿纱布盖眼;保持口腔清洁,昏迷、禁食、鼻饲、发热患者每日口腔护理 2~3 次,张口呼吸者予湿纱布覆盖口腔。

7. 保持大小便通畅,留置导尿管者,保持引流管通畅,每日会阴抹洗 2~3 次,定时放尿,及时更换引流袋,预防泌尿系感染。

8. 瘫痪或长期卧床患者卧气垫床,定时翻身、拍背,指导主动和被动运动,预防感染、深静脉血栓和压疮的发生。

9. 指导正确服药,遵医嘱给予降颅压、护脑、止血、镇静、抗感染等药物治疗,观察药物疗效与不良反应。

10. 高热、昏迷、气管切开患者按高热、昏迷、气管切开护理常规。

11. 做好特殊检查、治疗的配合与护理。

12. 做好心理护理和健康教育,积极开展各种综合治疗康复措施,辅助肢体功能训练和语言智力训练,帮助患者回归社会。

第二节　短暂性脑缺血发作护理常规

一、评估与观察要点

1. 评估既往史、家族史及个人嗜好,是否进行体育锻炼及本次发病情况。

2. 评估患者神志、瞳孔、生命体征变化及肢体活动情况。

3. 观察发生眩晕、恶心、呕吐和平衡失调持续的时间。

4. 观察有无肢体麻木、乏力或其他脑功能受损的表现。

5. 了解 CT、MRI、TCD 等检查结果。

6. 了解患者及家属的心理反应,家属对患者的支持程度。

二、护理措施

1. 按神经内科疾病一般护理常规。

2. 密切观察病情变化,如恶心、呕吐等,定时测量血压、脉搏。

3. 发作时卧床休息,枕头不宜太高,以 15°~20° 为宜,以免影响头部的血液供应。仰头或头部转动时应缓慢且转动幅度不宜太大。

4. 遵医嘱给予低盐低脂、足量蛋白质和丰富维生素饮食,戒烟限酒。

5. 保持呼吸道通畅,遵医嘱予吸氧,有呕吐时,注意将头转向一侧,防止误吸。

6. 遵医嘱正确服药,不可自行调整、更换或停用药物。告知并观察药物的不良反应。

7. 频繁发作的患者,应观察和记录每次发作持续时间、间隔时间和伴随症状;观察患者肢体无力或麻木等症状有无减轻或加重,有无头痛、头晕或其他脑功能受损的表现。

8. 做好心理护理,保持情绪稳定,消除紧张焦虑感。

三、健康教育

1. 向患者和家属介绍疾病发生的基本病因、主要危害、早期症状和体征。

2. 指导患者进食低盐、低脂、足量蛋白质及丰富维生素的食物,控制热量,避免肥胖,戒烟限酒。

3. 建立良好的生活方式,注意劳逸结合,适当参加体育锻炼,如慢走、打太极等。

4. 积极治疗高血压、高血脂、糖尿病、脑动脉硬化等。

5. 保持心态平衡、情绪稳定,避免精神过度紧张及过度疲劳。

四、出院回访

1. 了解患者心理状况,保持情绪的稳定。

2. 饮食起居是否规律,劳逸结合。

3. 是否定时监测血糖及控制血压、血脂。

4. 是否遵医嘱正确服用抗凝、降压、降糖、降脂等药物,有无药物不良反应。

5. 嘱定期门诊复查,不适随诊。出现肢体麻木、无力、眩晕、复视等症状时及时就医。

第三节 脑梗死护理常规

一、评估与观察要点

1. 评估既往史、家族史及个人嗜好,是否进行体育锻炼及本次发病情况。

2. 评估患者神志、瞳孔、生命体征变化及肢体活动情况。

3. 观察有无肢体瘫痪、失语、感觉和吞咽障碍等局灶定位症状和体征。

4. 观察有无剧烈头痛、喷射性呕吐、意识障碍等全脑症状和体征。

5. 了解 CT、MRI 等检查结果。

6. 了解患者及家属的心理反应,家属对患者的支持程度。

二、护理措施

1. 按神经内科疾病一般护理常规。

2. 密切观察患者生命体征及神志、瞳孔的变化;观察有无头痛、恶心、呕吐、再次出现偏瘫或原有症状加重等情况。

3. 急性期卧床休息,枕头不宜太高,大面积脑梗死患者注意床头抬高 15°~30°;昏迷患者取侧卧位。头部禁用冰袋,鼓励患者早日离床活动。

4. 评估患者吞咽功能,指导进食高蛋白、高维生素的食物,选择糊状或半流质缓慢小口喂食。昏迷及吞咽功能障碍者予鼻饲流质。

5. 保持呼吸道通畅,脑梗死面积较大或合并心、肺功能不全者,给予吸氧。气管插管和气管切开的患者,做好气道护理。

6. 遵医嘱进行溶栓、抗凝、脑代谢活化剂等多种药物治疗。正确掌握给药方法和观察药物的不良反应,尤其注意有无出血倾向,以及因栓子脱落而引起其他部位栓塞的症状。

7. 保持患侧肢体功能位,定时翻身,尽早进行肢体功能锻炼和语言康复训练。加强生活护理,避免意外损伤,如坠床、跌倒、碰伤或烫伤。

8. 保持大小便通畅,做好留置导尿管的相关护理。

9. 预防出血性梗死、颅内压增高、脑疝、感染、深静脉血栓、压疮、窒息、误吸等并发症的发生。

10. 做好心理护理,保持乐观心态,积极配合治疗和功能锻炼。

三、健康教育

1. 合理饮食,进低盐、低脂、低胆固醇饮食。保持大便通畅,多食水果蔬菜,忌烟限酒。

2. 遵医嘱用药,控制血压、血糖、血脂。

3. 建立良好的生活方式,合理休息和娱乐,做好安全防护。

4. 制订康复计划,并指导落实,教会患者及家属自我护理方法,鼓励生活自理。

四、出院回访

1. 了解患者心理状况,保持情绪的稳定。

2. 肢体、语言的康复情况,是否坚持康复训练。

3. 饮食起居是否规律,劳逸结合。

4. 是否遵医嘱正确服用降压、降糖、降脂和抗血小板聚集药物以及是否有药物的不良反应。

5. 是否定期门诊复查并监测凝血功能。出现头晕头痛、肢体麻木无力、讲话吐词不清、步态不稳或进食呛咳时,及时就诊。

第四节　脑出血护理常规

一、评估与观察要点

1. 评估既往史、家族脑卒中病史、目前用药及本次发病情况。

2. 评估患者神志、瞳孔、生命体征变化及肢体活动情况。

3. 观察有无肢体瘫痪、失语、感觉和吞咽障碍等局灶定位症状和体征。

4. 观察有无剧烈头痛、喷射性呕吐、意识障碍程度,有无脑膜刺激征和病理反射。

5. 了解 CT、MRI 等检查结果。

6. 了解患者及家属的心理反应,家属对患者的支持程度。

二、护理措施

1. 按神经内科疾病一般护理常规,昏迷患者按昏迷护理常规。

2. 密切观察患者生命体征、神志、瞳孔及肢体功能的变化,高热者遵医嘱头部置冰枕、冰帽。观察有无剧烈头痛、喷射性呕吐、烦躁不安、血压升高、脉搏减慢、意识障碍加深、瞳孔不等大等脑疝的先兆表现;观察有无恶心、呕吐、上腹部疼痛、黑便、尿量减少、躁动不安等消化道出血迹象,及时配合医生做好抢救准备。

3. 急性期卧床休息 2~4 周,抬高床头 15°~30°。减少探视及刺激,变换体位时尽量减少头部摆动幅度;神志不清、合并精神症状的患者加护栏,必要时给予约束,适量应用镇静剂。

4. 给予高热量、高维生素饮食,补充足够的水分。昏迷或有吞咽障碍者,予鼻饲流质;并发消化道出血或有呕吐者暂禁食。

5. 保持呼吸道通畅,遵医嘱吸氧。神志不清者头偏向一侧,及时清除口鼻分泌物和吸痰,防止舌根后坠、窒息、误吸或肺部感染。

6. 遵医嘱给予脱水降颅压、调整血压、防止继续出血、促进神经功能恢复等治疗。密切观察用药后反应,应用脱水剂者,注意血钾及尿量情况。

7. 定时翻身和保持肢体功能位,尽早进行肢体、语言功能和心理的康复治疗。

8. 保持大小便通畅,遵医嘱应用缓泻剂,做好留置导尿管的相关护理及皮肤护理。

9. 预防再出血、脑疝、上消化道出血、感染、压疮、深静脉血栓、意外损伤等并发症。

10. 做好心理护理,保持乐观心态,积极配合治疗和功能锻炼。

三、健康教育

1. 指导高血压患者避免使血压骤然升高的各种因素,避免不良心理和惊吓等刺激;避免过度劳累和突然用力;定时排便,保持人便通畅。

2. 进低盐、低脂、高蛋白、富含维生素饮食;戒烟酒。

3. 建立健康的生活方式,保持情绪稳定,合理休息和运动,做好安全防护。

4. 积极治疗原发病,如高血压和动脉粥样硬化等病因。遵医嘱正确服用降压药,维持血压稳定。

5. 教会患者和家属自我护理的方法和康复训练技巧,增强自我照顾的能力。

四、出院回访

1. 了解患者心理状况,保持情绪的稳定和心态平和。

2. 肢体、语言的康复情况,是否坚持康复训练。

3. 饮食起居是否规律,劳逸结合,保持大便通畅。

4. 是否遵医嘱正确服用降压、降糖、降脂药物并定时监测血糖及控制血压。

5. 定期门诊复查，不适随诊。出现血压异常波动或无诱因的剧烈头痛、头晕、晕厥、肢体麻木、乏力或言语不能等症状，及时就医。

第五节　蛛网膜下隙出血护理常规

一、评估与观察要点

1. 评估既往史、家族史及本次发病情况。

2. 评估头痛的部位、性质、程度、持续时间及呕吐程度。

3. 评估患者神志、瞳孔、生命体征变化及肢体活动情况，注意有无脑疝症状。

4. 观察有无神经系统功能障碍，有无导致颅内压急骤升高的相关因素。

5. 了解脑脊液化验、CT、MRI、脑血管造影等检查结果。

6. 了解患者及家属的心理反应，家属对患者的支持程度。

二、护理措施

1. 按神经内科疾病一般护理常规。

2. 严密观察神志、瞳孔及生命体征的变化。如出现剧烈头痛、恶心、呕吐、意识障碍加重、原有局灶症状和体征重新出现等表现，应立即报告医生做急救处理。

3. 绝对卧床休息 4~6 周，并抬高床头 15°~20°。保持环境安静，严格限制探视，避免搬动和过早下床活动，避免一切可引起血压和颅内压增高的因素，如精神紧张、情绪激动、剧烈咳嗽、用力排便、屏气等。

4. 根据病情给予低盐低脂、易消化饮食。有意识障碍和吞咽障碍者给予鼻饲流质。

5. 保持呼吸道通畅，遵医嘱吸氧；神志不清者头偏向一侧，防误吸和窒息；有呼吸道梗阻者尽早做好气管切开的准备，并备呼吸机。

6. 遵医嘱予脱水降颅压、控制脑水肿、防治脑血管痉挛等治疗。观察药物不良反应，如甘露醇应快速静滴，注意观察尿量，定期复查电解质；静脉滴注尼莫地平时，应适当控制输液速度，密切观察有无不良反应发生。

7. 预防再出血、脑血管痉挛、脑积水、脑疝、误吸、感染、压疮、深静脉血栓等并发症。

8. 指导减轻头痛的方法，如缓慢深呼吸、听音乐、转移注意力等，必要时遵医嘱应用镇痛镇静药。保持大便通畅，协助日常生活所需。

9. 行脑脊液置换术患者,指导患者术中配合,术后去枕平卧 4~6 小时,注意观察头痛情况。告知 DSA 的相关知识,并做好相关准备。

10. 做好心理护理,解释头痛发生的原因及可能持续的时间,保持乐观心态,积极配合治疗和功能锻炼。

三、健康教育

1. 预防再出血,告诉患者及家属容易诱发再出血的各种因素,如:精神紧张、情绪波动、用力排便、屏气、剧烈咳嗽及血压过高等。

2. 指导进食低盐、低脂、充足蛋白质和丰富维生素的饮食。

3. SAH 患者一般在首次出血 3 天内或 3~4 周后进行 DSA 检查。应告知脑血管造影的相关知识,指导患者积极配合,以明确和去除病因。

4. 关心患者,为其创造良好的休养环境,发现再出血征象及时就诊。

四、出院回访

1. 保持良好的心态,避免情绪波动、剧烈活动及体力劳动。

2. 予饮食指导,保持大便通畅,保证充足的睡眠。

3. 定时监测血糖及控制血压。

4. 如确诊为动脉瘤或脑血管畸形者应尽早手术,解除潜在威胁,以防复发。

5. 女性患者 1~2 年内避免妊娠和分娩。

第六节　头晕眩晕护理常规

一、评估与观察要点

1. 评估既往史、家族史、用药史及本次发病情况。

2. 评估头晕眩晕伴随症状,有无全身疾病,发作时有无自主神经症状。

3. 观察眩晕发生的诱因、持续时间、与头位改变的关系。

4. 了解前庭功能检查、CT、MRI 等检查结果。

5. 了解患者及家属的心理反应,家属对患者的支持程度。

二、护理措施

1. 按神经内科疾病一般护理常规。

2. 密切观察病情变化,如恶心、呕吐等,定时测量血压、脉搏。

3. 发作时尽量卧位,避免搬动,保持安静。改变体位,尤其是转动头部时,动作不宜过急,幅度不要太大。

4. 遵医嘱给予清淡、易消化、富含维生素的饮食,戒烟酒。BPPV 复位前禁食6小时。

5. 保持呼吸道通畅,遵医嘱吸氧。有呕吐时,注意将头转向一侧,防止误吸。

6. 遵医嘱用药,必要时肌注抗晕止吐药,停止手法复位。

7. BPPV 复位前向患者解释复位过程中出现眩晕是正常反应,且持续时间很短。复位过程中防跌倒、坠床,注意观察患者面色、呼吸、脉搏等。

8. BPPV 复位后 24 小时内不要剧烈活动头部,夜间取平卧位睡眠。48 小时内避免患侧卧位和剧烈快速的头部活动,转身时注意头身同步转动,避免低头或仰头动作,必要时颈托固定。

9. 向眩晕患者家属提供安全教育和前庭功能锻炼指导及效果评估。

10. 做好心理护理,保持情绪稳定,消除紧张焦虑感。

三、健康教育

1. 介绍发病机制、复位治疗的原理及治疗过程中可能出现的反应,以解除患者恐惧心理。

2. 头晕眩晕与情绪因素有较大关系,应适当活动,分散注意力,保持心情舒畅。

3. 复位后避免颈部按摩、拔牙、跳绳等头颈部剧烈刺激,保证充足睡眠。

4. 禁烟、限酒,饮食起居规律,养成良好的生活工作习惯。

5. 改变体位时动作宜慢,反复发作的患者,尽量不要单独外出。

6. 注意保暖,适当体育锻炼,避免游泳、坐船及各种旋转性动作和游戏,不从事高空作业。

四、出院回访

1. 了解患者的心理状态,心态平和,发现不良行为时,及时予以指导。

2. 饮食起居是否规律,劳逸结合,保持大便通畅。

3. 是否遵医嘱正确服药。

4. 病情复发及时就诊。

第七节　面神经炎护理常规

一、评估与观察要点

1. 评估患者既往史、家族史及起病缓急。

2. 评估有无味觉和听觉障碍。

3. 观察面部表情肌是否完全瘫痪等神经功能受损情况。

4. 了解患者心理状态。

二、护理措施

1. 按神经内科疾病一般护理常规。

2. 观察病情变化,遵医嘱监测血压及血糖的变化。

3. 急性期注意休息,面部防风、防寒,避免直吹冷风,外出时可戴口罩,系围巾,或使用其他改善自身形象的恰当修饰。

4. 饮食宜清淡,避免粗糙、干硬、辛辣食物,有味觉障碍的患者应注意食物的冷热度;饭后及时漱口,清除口腔患侧残留食物,保持口腔清洁,预防口腔感染。

5. 遵医嘱正确用药。使用皮质类固醇激素治疗,应观察有无胃肠道出血、感染等征象;使用抗病毒类药物时,定期检查肝肾功能及血常规。

6. 眼睑不能闭合或闭合不全者予以眼罩、眼镜防护,或用眼药水预防感染,保护角膜。

7. 指导患者尽早开始面肌的主动与被动运动,可对着镜子做皱眉、举额、闭眼、露齿、鼓腮和吹口哨等动作,每天数次,每次 5~15 分钟,并辅以面肌按摩。

8. 做好心理护理,告诉患者本病大多预后良好,应正确对待疾病,积极配合治疗。

三、健康教育

1. 保持健康心态,生活有规律,避免面部长时间吹冷风、受凉或感冒。

2. 清淡饮食,保持口腔清洁,预防口腔感染;保护角膜,防止角膜溃疡;面瘫未完全恢复时注意用围巾或高领风衣适当遮挡、修饰。

3. 遵医嘱理疗或针灸;保护面部,避免过冷刺激;掌握面肌功能训练的方法,坚持每天数次面部按摩和运动。

四、出院回访

1. 了解患者心理状况,保持情绪的稳定。

2. 加强体育锻炼,避免受凉。

3. 加强面肌功能锻炼,并持之以恒。

4. 激素治疗不能突然停药,是否遵医嘱逐渐减量,定期复查,不适随诊。

第八节　头痛护理常规

一、评估与观察要点

1. 评估头痛发作频率、诱发因素及先兆表现。

2. 观察疼痛的部位、性质、程度、规律及伴随症状。

3. 了解疼痛对情绪、睡眠、职业工作的影响。

4. 了解 CT、MRI 等检查结果。

5. 了解患者及家属的心理反应,家属对患者的支持程度。

二、护理措施

1. 按神经内科疾病一般护理常规。

2. 密切观察头痛缓解情况及病情变化,定时测量血压、脉搏。

3. 出现黑矇亮点等先兆症状时应卧床休息并保持安静。

4. 合理饮食,避免进食奶酪和腌制品等含酪胺和亚硝酸盐的食物,戒烟酒。

5. 指导患者正确用药,遵医嘱应用镇痛药物,告知药物的常见不良反应及药物依赖性和成瘾性的特点,强调不能自行加大药物剂量和长期用药。

6. 指导患者缓解疼痛的非药物治疗方法,如缓慢深呼吸、听轻音乐、理疗、按摩和指压止痛等。

7. 鼓励患者表达心理感受,做好心理护理,消除精神紧张,保持情绪稳定和心情舒畅。

三、健康教育

1. 告知可能诱发或加重头痛的因素,如焦虑、精神紧张、月经来潮、用力性动作、强光刺激、避孕药、血管扩张剂等。

2. 合理饮食,避免饮食过量或饥饿,忌摄入可诱发头痛发作的食物;戒烟酒。

3. 保证充足的睡眠,适度运动,避免重体力劳动,注意劳逸结合。

4. 头痛严重者应及时就诊或遵医嘱服用止痛药物。

四、出院回访

1. 了解患者的心理状态,发现不良生活方式,及时予以指导。

2. 合理饮食,避免诱因,保持大便通畅。

3. 避免焦虑、精神紧张,以免加重头痛。

4. 是否遵医嘱正确服用药物,嘱定期门诊复查,不适随诊。

第九节　中枢神经系统感染性疾病护理常规

一、评估与观察要点

1. 评估既往史、家族史、居住条件及本次发病情况。

2. 评估患者神志、瞳孔、生命体征变化及肢体活动情况。

3. 观察有无意识障碍、精神异常、癫痫发作等神经功能缺损症状。

4. 观察有无头痛、呕吐、视神经盘水肿等颅高压存在。

5. 了解脑脊液检查、MRI 等检查结果。

6. 了解患者及家属的心理反应,家属对患者的支持程度。

二、护理措施

1. 按神经内科疾病一般护理常规。

2. 监测生命体征及神志、瞳孔的变化。重点观察有无颅高压症状及体温的改变;有无恐惧、幻觉、撞伤、坠床或冲动伤人等精神症状的出现;注意有无抽搐及全身情况。

3. 急性期卧床休息,明显颅高压者抬高床头 10°~15°。躁动、精神症状明显者加床栏,约束四肢,加强安全防护措施。

4. 进食高蛋白质、富含维生素、易消化的饮食,不能进食者,给予鼻饲流质。

5. 保持呼吸道通畅,重症患者给予吸氧;神志不清者头偏向一侧,及时清除呼吸道分泌物,防误吸和窒息。必要时备齐抢救器械,做好抢救准备。

6. 告知药物作用与用法,指导正确用药,注意观察药物不良反应,如滴注甘露醇时速度要快;输注两性霉素 B 时要避光,并严格控制输液速度;抗病毒药物如阿昔洛韦注意要用药前临时配制。

7. 做好腰椎穿刺术及脑室引流术的准备及配合,注意保持引流管的通畅,防止管道脱落。

8. 根据日常生活自理程度给予相应协助,做好安全告知及防护,保持大小便通畅。

9. 预防脑水肿、颅内压增高、脑疝、感染、深静脉血栓、压疮、窒息、误吸、营养失调等并发症的发生。

10. 做好心理护理,保持乐观心态,积极配合治疗和功能锻炼。

三、健康教育

1. 合理安排作息时间,保持良好心态。

2. 养成良好的个人卫生习惯,适当运动,注意劳逸结合。

3. 加强肢体功能锻炼和日常生活活动训练,减少并发症,促进康复,做好安全防护。

4. 做好相关药物知识的宣教,遵医嘱用药,并注意观察药物的不良反应。

四、出院回访

1. 了解患者的心理状态,保持情绪稳定和健康心态。

2. 合理饮食,加强营养,保持大小便通畅。

3. 肢体锻炼应持之以恒,防止肌肉失用性萎缩。

4. 是否遵医嘱用药,定期随诊,指导维持用药量并注意观察用药反应。

第十节　急性炎症性脱髓鞘性多发性神经病护理常规

一、评估与观察要点

1. 评估既往史、家族史、用药史及本次起病情况。

2. 评估患者神志、瞳孔、生命体征变化,尤其是呼吸肌麻痹的症状和体征。

3. 观察瘫痪分布、感觉障碍、脑神经损害及自主神经症状。

4. 了解脑脊液检查、MRI 等检查结果。

5. 了解患者及家属的心理反应,家属对患者的支持程度。

二、护理措施

1. 按神经内科一般护理常规。

2. 密切观察生命体征及神志、瞳孔的变化,观察患者有无胸闷、气短、呼吸费力等症状,注意呼吸困难的程度和血气分析的指标改变。

3. 急性期卧床休息,呼吸困难者予半坐卧位。

4. 指导进食高蛋白、高维生素、高热量且易消化的软食,多食水果、蔬菜,补充足够的水分。吞咽困难、气管切开、呼吸机辅助呼吸者给予鼻饲流质饮食,并做好相关护理。

5. 保持呼吸道通畅,持续低流量给氧,鼓励患者深呼吸和有效咳嗽,协助翻身,及时清除呼吸道分泌物。床头备吸引器、气管切开包及机械通气设备,以便随时抢救。

6. 密切观察用药后的反应,如使用糖皮质激素治疗时应密切观察有无电解质紊乱和应激性溃疡所致消化道出血的症状;使用免疫球蛋白治疗时常导致发热、面红,可减慢输液速度;使用镇静安眠类药物时可产生呼吸抑制,应密切观察呼吸情况。

7. 预防消化道出血、感染、营养失调、误吸、窒息、压疮、深静脉血栓等并发症。

8. 鼓励患者早期进行肢体功能锻炼。长期卧床的患者注意保持瘫痪侧肢体的功能位置及被动锻炼。保持大小便通畅,做好留置导尿管的相关护理及皮肤护理。

9. 及时了解患者的心理状况,主动关心并陪伴患者,鼓励积极配合治疗。

三、健康教育

1. 指导患者增强体质和机体抵抗力,加强营养,避免淋雨、受凉、疲劳和创伤,防止复发。

2. 加强肢体功能锻炼和日常生活活动训练,减少并发症,促进康复,做好安全防护。

3. 告知消化道出血、压疮、下肢静脉血栓形成的表现及预防窒息的方法,当患者出现咳嗽、咳痰、发热、呼吸困难、胃部不适、腹痛、柏油样大便以及肢体肿胀疼痛等情况时立即就诊。

四、出院回访

1. 了解患者的心理状态,保持情绪稳定和健康心态。

2. 合理饮食,加强营养,保持大小便通畅。

3. 肢体锻炼应持之以恒,防止肌肉失用性萎缩。

4. 是否遵医嘱正确服用药物,有无药物不良反应。

5. 定期门诊复查,不适随诊。

第十一节　帕金森病护理常规

一、评估与观察要点

1. 评估既往史、用药史、生活方式和饮食习惯。

2. 观察患者神志、瞳孔、生命体征变化及肢体活动情况。

3. 观察日常生活活动能力、进食情况及自主神经症状。

4. 了解起病时间、起病形式与首发症状。

5. 了解脑脊液检查、CT、MRI 等检查结果。

6. 了解患者及家属的心理反应,家属对患者的支持程度。

二、护理措施

1. 按神经内科一般护理常规。

2. 注意观察患者出现静止性震颤、肌强直、运动迟缓、慌张步态的时间及进展情况,给予相应护理。

3. 采取主动舒适卧位,完全卧床者抬高床头 15°~30°,进食时取坐位。

4. 给予高热量、富含维生素、高纤维素、低盐、低脂、适量优质蛋白的易消化饮食,戒烟酒、槟榔。

5. 本病需要长期或终身服药治疗,让患者了解常用的药物作用、注意事项及不良反应的观察与处理,熟悉用药过程可能出现的"开-关现象"、"剂末现象"以及应对方法。

6. 告知患者运动康复的目的并制订切实可行的锻炼计划,鼓励患者进行适当的活动及体育锻炼,如指导患者进行鼓腮、伸舌、噘嘴、呲牙、吹吸等面肌功能锻炼。

7. 加强巡视,指导和鼓励患者自我护理,加强安全防护,避免自伤、跌倒、坠床、走失等意外发生,了解患者的生活及情感需要,保持大小便通畅。

8. 预防感染、深静脉血栓、压疮、外伤、误吸、营养失调等并发症的发生。

9. 做好心理护理,体贴关心患者,鼓励患者保持良好心态。

三、健康教育

1. 保持皮肤清洁卫生,卧床患者防止后期压疮的发生。

2. 指导患者避免登高和操作高速运转的机器,不要单独使用煤气、热水器及锐利器械;有精神智能障碍者,外出时需人陪伴并随身佩带注明姓名、疾病名称、家庭住址及电话号码的卡片,以防走失。

3. 关心体贴患者,协助进食、服药和日常生活的照顾;遵医嘱正确服药,防止错服、漏服;积极预防并发症和及时识别病情变化。

4. 坚持适当的运动和体育锻炼,卧床患者被动活动关节和按摩肢体,预防关节僵硬和肢体挛缩。

四、出院回访

1. 保持正常心态、规律生活,均衡饮食,预防便秘。

2. 积极预防感冒、受凉、跌倒、坠床等并发症的诱因。

3. 定期门诊复查,动态了解血压变化和肝肾功能、血常规、精神智能等变化,在医生指导下合理用药,做好病情记录。

4. 当患者出现发热、外伤、骨折、疗效减退或运动障碍、精神智能障碍加重时及时就诊。

第十二节　癫痫护理常规

一、评估与观察要点

1. 评估既往史、家族史、用药史及本次发病情况。

2. 评估癫痫发作的类型、频率、时间、地点,有无前驱症状。

3. 观察患者生命体征、神志、瞳孔及有无外伤。

4. 了解脑电图、血液检查、CT 和 MRI 等检查结果。

5. 了解患者及家属的心理反应,家属对患者的支持程度。

二、护理措施

1. 按神经内科疾病一般护理常规。

2. 密切观察神志、瞳孔及生命体征等变化;观察并记录发作的类型、发作频率与持续时间,发作过程中有无心率增快、血压升高、呼吸减慢或暂停、瞳孔散大、牙关紧闭、大小便失禁等;发作停止后意识完全恢复的时间,有无头痛、疲乏及行为异常。

3. 癫痫发作时,取头低侧卧位或平卧位,头偏向一侧;松开领带、衣扣和裤带;取下活动性义齿,立即放置压舌板,必要时用舌钳将舌拖出,防口唇、舌咬伤。

4. 清淡饮食,少量多餐,避免辛辣刺激性食物。发作频繁不能进食者,给予鼻饲流质,防止误吸。

5. 保持呼吸道通畅,遵医嘱予吸氧,及时清除呼吸道分泌物,必要时备好床旁吸引器和气管切开包。

6. 严格遵医嘱使用抗癫痫药物,注意观察药物的作用和不良反应,用药期间协助做好血药浓度监测,并定期复查相关项目。地西泮应缓慢静脉注射,并注意观察有无出现呼吸抑制等情况。

7. 保持环境安静避免强光刺激,做好安全防护。癫痫发作时安排专人守护,加保护性床栏,必要时予以保护性约束,避免出现意外受伤;勿用力按压患者抽搐肢体,以免骨折和脱臼。

8. 持续发作者,遵医嘱立即给予相应处理,随时配合抢救。

9. 做好心理护理,配合长期药物治疗。

三、健康教育

1. 给予清淡饮食,少食多餐,养成良好的生活习惯,劳逸结合,保持大小便通畅,戒烟、酒、咖啡。

2. 避免癫痫的诱发因素,如:疲劳、饥饿、睡眠不足、便秘、饮酒、情绪激动、妊娠与分娩、强光、惊吓等。

3. 遵医嘱坚持长期、规律用药,切忌突然停药、减药、漏服药或自行换药。

4. 适当参加体育锻炼和脑力劳动,不能从事高空作业、驾驶、游泳等可能危及生命的工作。随身携带疾病信息及求助卡。

5. 交代特发性癫痫且有家族史的育龄妇女应避免妊娠、人工流产等,以免病情复发或加重病情。

四、出院回访

1. 是否合理安排作息时间,保持良好心态。

2. 是否遵医嘱用药,切忌突然停药。如有因药物减量后病情反复或加重的迹象,应尽快就诊。

3. 是否定期复查;一般于首次服药后 5~7 天查抗癫痫药物的血药浓度、肝肾功能和血尿常规,以后每月检测血尿常规和每季检测肝肾功能持续半年,以动态了解药物浓度和药物不良反应。

4. 当患者癫痫发作频繁或症状控制不理想,或出现发热、皮疹时应及时就诊。

第十三节　重症肌无力护理常规

一、评估与观察要点

1. 评估既往史、家族史、用药史及患者起病形式。

2. 评估患者神志、瞳孔、生命体征变化,尤其呼吸及心率的改变。

3. 观察有无呼吸肌麻痹的症状,注意区别肌无力危象、胆碱能危象、反拗危象。

4. 了解脑脊液化验、CT、MRI 等检查结果。

二、护理措施

1. 按神经内科疾病一般护理常规。

2. 密切观察病情变化,注意呼吸频率、节律与深度的改变,观察有无诱发肌无力危象的因素。

3. 主动舒适卧位,适当运动,注意劳逸结合;出现呼吸困难时,需卧床休息,适当抬高床头。

4. 保持呼吸道通畅,遵医嘱吸氧,鼓励患者咳嗽和深呼吸,及时吸痰;观察有无呼吸困难加重、发绀、咳嗽无力、腹痛、出汗、喉头分泌物增多等现象。

5. 予高蛋白、高维生素、高热量、富含钾、钙的饮食,避免干硬或粗糙食物;咀嚼无力、吞咽困难者,取坐位或服药后 15~30 分钟进食,必要时鼻饲流质。

6. 告知常用药物的服用方法、不良反应及用药注意事项,避免用药不当而诱发肌无力危象和胆碱能危象;注意用药禁忌,避免应用可能使肌无力症状加重甚至诱发危象的药物。

7. 备新斯的明、吸引器、气管切开包和人工呼吸机等抢救药品和器械,做好抢救的准备与配合。

8. 预防呼吸衰竭、感染、深静脉血栓、压疮、误吸、窒息、营养失调等并发症的发生。

9. 鼓励患者采取有效方式表达自己所需,加强心理护理,保持情绪稳定,树立治疗疾病的信心。

三、健康教育

1. 出现食物摄入明显减少、体重减轻或消瘦、精神不振等营养低下表现时,及时就诊。

2. 建立健康的生活方式,保证充分休息和充足睡眠,避免精神创伤、外伤,保持情绪稳定,勿受凉感冒。育龄女性应避孕。

3. 介绍所用药物的名称和剂量,常见不良反应等。遵医嘱正确服用抗胆碱酯酶药,避免漏服、自行停服和更改药量。因其他疾病就诊时,应主动告知患有本病以避免误用药物而加重病情。

4. 做好心理护理,向患者和家属说明本病的临床过程和治疗要求。

5. 当患者出现肌无力症状加重、呼吸困难、恶心、呕吐、腹痛、大汗、瞳孔缩小时可能为肌无力危象或胆碱能危象,应立即就诊。

四、出院回访

1. 了解患者的心理状态,保持情绪稳定和健康心态。

2. 合理饮食,加强营养,保持大小便通畅。

3. 注意休息,预防感冒、感染等,避免过度劳累、外伤。

4. 是否在医生指导下合理使用抗胆碱酯酶药物。

5. 定期门诊复查,不适随诊,就医时携带病历及出院小结。

第十四节　数字减影脑血管造影(DSA)护理常规

一、评估与观察要点

1. 评估患者的文化水平、心理状态及对介入治疗的认识程度。

2. 评估患者生命体征、神志、瞳孔及肢体活动情况。

3. 评估患者有无造影剂过敏及凝血功能障碍。

4. 观察穿刺部位的皮肤及足背动脉搏动情况。

二、护理措施

造影前准备

1. 评估患者心理状态,是否了解检查的目的、过程、可能出现的意外或并发症,征得家属的理解和签字同意。儿童与烦躁不安者应使用镇静药或在麻醉下进行。

2. 遵医嘱行碘过敏试验,完善各项化验检查:如肝肾功能、血常规、出凝血时间、D-二聚体等。

3. 准备造影剂、沙袋、心电监护、注射泵等用物。

4. 建立可靠的静脉通路,尽量减少穿刺,防止出血及淤斑。

5. 遵医嘱备皮,手术前一日沐浴、更衣。

6. 术前 4~6 小时禁食、禁水,术前 30 分钟排空大小便,必要时留置导尿管。

7. 术前 30 分钟遵医嘱执行术前用药,如静脉滴注尼莫地平或法舒地尔等。

造影后护理

1. 密切观察意识、瞳孔及生命体征变化,注意患者有无头痛、呕吐、抽搐、失语、打哈欠、打鼾以及肢体活动障碍,发现异常及时报告医生处理。

2. 密切观察双侧足背动脉搏动和肢体远端皮肤颜色、温度等,防止动脉栓塞;观察局部有无渗血、血肿,指导患者咳嗽或呕吐时按压穿刺部位,避免因腹压增加而导致伤口出血。

3. 穿刺部位按压 30 分钟后加压包扎或 1kg 沙袋压迫 6~8 小时，穿刺侧肢体取伸展位继续制动 2~4 小时。

4. 术后平卧，一般 24 小时内卧床休息，限制活动，于穿刺后 8 小时左右可行侧卧位。24 小时后可下床活动，卧床期间协助生活护理。

5. 预防脑血管痉挛、脑出血、深静脉血栓、穿刺部位出血、血肿等并发症。

6. 无麻醉反应可正常进餐，指导患者多饮水，以促进造影剂排泄。

三、健康教育

1. 指导患者在造影中，如出现恶心、呕吐、皮肤瘙痒、咽喉不适、呼吸困难等及时告诉医护人员或举手示意。

2. 交代患者在造影时勿动头部，以保持造影图像清晰。

3. 术后保持要求体位，以免出血。

第十五节　脑血管病介入治疗护理常规

一、评估与观察要点

1. 评估患者的文化水平、心理状态及对介入治疗的认知程度。

2. 评估患者生命体征、神志、瞳孔及肢体活动情况。

3. 评估患者有无造影剂过敏及凝血功能障碍。

4. 观察穿刺部位的皮肤及足背动脉搏动情况。

二、护理措施

1. 评估患者心理状态，指导患者及家属了解治疗的目的、过程、可能出现的意外或并发症，征得家属的理解和签字同意。

2. 遵医嘱术前用药并行碘过敏试验，做好各项化验检查：如血型、血常规、出凝血时间、D-二聚体等。

3. 准备沙袋、心电监护、注射泵、造影剂等用药。

4. 建立可靠的静脉通路，尽量减少穿刺，防止出血及淤斑。

5. 遵医嘱备皮，手术前一日沐浴、更衣；遵医嘱留置导尿管、心电监护等。

6. 遵医嘱禁食、禁水、禁药：局麻者 4~6 小时，全麻者 9~12 小时。

7. 遵医嘱给药，并调节输液速度和记录给药时间、剂量等。

8. 严密监测术中生命体征及神志、瞳孔的变化，出现病情变化立即配合抢救。

9. 注意观察患者全身情况,如有无语言沟通障碍、肢体运动及感觉障碍;有无寒战、高热等不良反应;有无皮肤受压等,发现异常及时报告医生处理。

10. 遵医嘱输氧和心电监护。

11. 保持各种管道的通畅。

12. 密切观察神志、瞳孔及生命体征的变化,根据医嘱要求控制血压在目标范围内;密切观察患者四肢活动、语言状况及足背动脉搏动等情况,并与术前比较,发现异常立即报告医生。

13. 密切观察双侧足背动脉搏动和肢体远端皮肤颜色、温度等,防止动脉栓塞;观察局部有无渗血、血肿,指导患者咳嗽或呕吐时按压穿刺部位,避免因腹压增加而导致伤口出血。

14. 术后平卧,穿刺部位按压 30 分钟后加压包扎或 1kg 沙袋压迫 6~8 小时,穿刺侧肢体取伸展位继续制动 2~4 小时。穿刺后 8 小时左右可行侧卧位,24 小时内卧床休息、限制活动。

15. 服用抗血小板聚集药物或抗凝药物,定期监测凝血功能,观察有无皮肤、黏膜、消化道出血;有无发热、皮疹、哮喘、恶心、腹泻等药物不良反应。

16. 预防颅内高压、脑血栓形成、颅内血管破裂出血、急性血管闭塞、深静脉血栓等并发症。

17. 卧床期间协助生活护理,避免增加腹压的动作,术后休息 2~3 天,禁忌头颈部按摩,避免情绪激动、精神紧张和剧烈运动,防止球囊或钢圈脱落移位。

18 无麻醉反应可进食清淡易消化饮食,鼓励患者多饮水,促进造影剂排泄。

三、健康教育

1. 指导患者在造影中如出现恶心、呕吐、皮肤瘙痒、咽喉不适、呼吸困难等情况时及时告诉医护人员或举手示意。

2. 交代患者在造影时勿动头部,以保持造影图像清晰。

3. 术后保持要求体位,以免出血。

四、出院回访

1. 了解患者心理状况,保持情绪的稳定。

2. 饮食起居是否规律,劳逸结合。

3. 是否定时监测血压及控制血压。

4. 是否遵医嘱按时、按量服药,定期复查,不适随诊。

第十六节　急性缺血性脑卒中静脉溶栓护理常规

一、评估与观察要点

1. 评估既往史、家族史、用药及本次起病时间。

2. 评估患者神志、瞳孔、生命体征变化及肢体活动情况。

3. 观察有无肢体瘫痪、失语、感觉和吞咽障碍等局灶定位症状和体征。

4. 了解 CT、MRI 等检查结果。

5. 了解患者及家属的心理反应,家属对患者的支持程度。

二、护理措施

溶栓前护理

1. 评估患者病情、年龄、体重,遵医嘱及时准确用药。

2. 遵医嘱查血常规、凝血常规、肾功能、电解质、血糖、CT、MRI 等。

3. 备心电监护、注射泵、吸氧用物及溶栓所需药物(阿替普酶),药液注意现配现用。

4. 给药剂量为 0.9mg/kg 每次,最高不超过 90mg。

5. 药物用法为先用总剂量的 10%在 1~2 分钟静脉推注,其余 90%在 60 分钟静脉滴注完毕。

6. 严格控制血压<185/110mmHg,难治性高血压未控制目标值前不予以溶栓治疗。

7. 必要时留置导尿管或胃管。

溶栓及溶栓后护理

1. 密切观察意识、瞳孔、肢体肌力、语言等;观察有无剧烈头痛、频繁呕吐、血压升高、肢体功能障碍加重,有无腹痛、四肢局部疼痛、肿胀等症状。

2. 观察皮肤及黏膜有无出血倾向:有无皮下出血、牙龈出血、黑便、荨麻疹等现象。减少有创操作,24 小时内避免插胃管,用药 30 分钟内尽量避免插尿管,适当延长按压针眼的时间。

3. 绝对卧床休息 24 小时,保持病室安静,减少探视。

4. 遵医嘱给予清淡易消化饮食、避免误吸;保持大便通畅。

5. 保持呼吸道通畅,持续给氧,必要时吸痰。

6. 动态监测血压变化,溶栓开始 2 小时内每 15 分钟监测血压 1 次,其后 6

小时每 30 分钟监测血压 1 次,之后每小时监测一次直至 24 小时。

7. 血压要求<185/105mmHg,大于此数值时可给予药物干预,可用乌拉地尔泵入降压。

8. 动态评定神经功能:6 小时内每 1 小时评定 1 次,其后 18 小时内每 3 小时评定 1 次,以后每天 1 次。

9. 遵医嘱及时复查血常规、凝血常规、CT 等。24 小时后给予抗血小板聚集药物。

10. 预防脑出血、脑水肿、肠系膜上腔静脉栓塞、周围静脉阻塞、窒息、误吸等并发症的发生。

11. 视病情尽早进行语言、吞咽和肢体功能的康复锻炼,循序渐进,促进功能恢复。

12. 做好心理护理,保持乐观心态,积极配合治疗。

三、健康教育

1. 合理饮食,进低盐、低脂、低胆固醇饮食,保持大便通畅,多食水果蔬菜,戒烟限酒。

2. 遵医嘱用药,控制血压、血糖、血脂。

3. 建立良好的生活方式,合理休息和娱乐,做好安全防护。

4. 制订康复计划并指导落实,教会患者及家属自我护理方法,鼓励生活自理。

四、出院回访

1. 了解患者心理状况,保持情绪的稳定。

2. 了解肢体、语言的康复情况,是否坚持康复训练。

3. 饮食起居是否规律,劳逸结合。

4. 是否遵医嘱正确服用降压、降糖、降脂和抗血小板聚集药物以及是否有药物的不良反应。

5. 是否定期门诊复查并监测凝血功能。如出现头晕头痛、肢体麻木无力、讲话吐词不清、步态不稳或进食呛咳时,及时就诊。

第十三章 肾内科护理常规

第一节 泌尿系统疾病一般护理常规

1. 按内科疾病一般护理常规。

2. 根据病情合理安排患者的活动与休息,急性期卧床休息,慢性期症状明显时适当卧床休息,恢复期可适当活动,避免劳累。

3. 遵医嘱给予合理饮食:限制钠盐摄入,每天以 2~3g 为宜,严重水肿或每天尿量小于 500ml 者控制入水量,优质低蛋白饮食,补充足够的热量避免负氮平衡,补充足够的维生素。

4. 根据医嘱准确记录 24 小时出入量或尿量。

5. 密切观察病情变化,包括体温、脉搏、呼吸、血压、神志、尿量及皮肤水肿等,观察有无尿路刺激征、尿异常的表现,如尿量异常、蛋白尿、血尿、白细胞尿、管型尿、有无肾区疼痛等;发现病情变化及时报告医生并及时处理。

6. 准确执行各项医嘱并注意观察药物的疗效和不良反应,长期使用利尿剂者观察有无低钾血症、低钠血症、低氯性碱中毒等;观察有无引起耳毒性的表现,如耳鸣、眩晕以及听力丧失,利尿剂避免与链霉素等具有相同不良反应的氨基糖武类抗生素同时使用;避免或慎用肾毒性药物。

7. 积极开展患者健康教育,做好病因解释和用药指导,增加患者遵医的依从性。

8. 防止受凉,避免感冒;注意个人卫生,保持皮肤黏膜的清洁。

第二节 急性肾小球肾炎护理常规

一、评估与观察要点

1. 评估患者体重,观察水肿消退情况。

2. 评估尿液的性质、量。

3. 观察生命体征,特别是血压的变化。

4. 评估患者皮肤情况。

5. 评估患者对疾病的认知程度及心理状态。

二、护理措施

1. 急性期应绝对卧床休息 2~3 周,部分患者需卧床休息 4~6 周。待肉眼血尿消失、水肿消退、血压恢复正常后,可逐步增加活动量。病情稳定后可从事一些轻体力活,但 1~2 年内应避免重体力活和劳累。

2. 急性期应该严格限制钠的摄入,一般每天盐的摄入量应低于 3g,尿量明显减少者,应控制水和钾的摄入。病情好转,水肿消退、血压下降后,可由低盐饮食逐渐转为正常饮食。根据肾功能调整蛋白质的摄入量,肾功能不全时应适当减少蛋白质的摄入,同时注意给予足够的热量和维生素。

3. 记录 24 小时出入液量,密切监测尿量变化,定期测量体重。观察身体各部位水肿的消长情况,观察有无胸腔、腹腔和心包积液的表现;监测患者的生命体征,尤其是血压,观察有无急性左心衰竭和高血压脑病的表现;密切监测尿常规、肾小球滤过率、血清电解质、血肌酐、血尿素氮、血浆蛋白等实验室检查。

4. 遵医嘱使用利尿剂,观察药物的疗效和不良反应,长期使用利尿剂应监测血清电解质和酸碱平衡情况。遵医嘱使用无肾毒性的抗生素,并保证药物的有效浓度。

5. 水肿较重者应注意衣着柔软、宽松;长期卧床者,应经常变换体位,防止发生压疮,观察皮肤有无发红、破损和化脓等情况,协助患者做好皮肤清洁。

6. 做好心理护理,消除患者紧张、焦虑、抑郁等情绪,积极配合治疗。

三、健康教育

1. 部分患者的发病与上呼吸道感染、吸烟或接触某些化学有机溶剂、碳氢化合物有关,故应注意保暖,避免受凉、感冒,戒烟,减少接触有机化学溶剂和碳氢化合物的机会。

2. 向患者及家属介绍本病的疾病特点。由于本病易转为慢性,并发展为慢性肾衰竭,应告诉患者及家属保护残存肾功能的重要性,并讲解避免肾损害、保护肾功能的措施,如:避免感染、避免摄入大量蛋白质以及避免使用肾毒性药物。患者应注意休息避免劳累。急性期绝对卧床休息。

3. 向患者及家属强调严格遵循诊疗计划的重要性,不可擅自更改用药和停止治疗;告知激素及细胞毒药物的作用、可能出现的不良反应和服药的注意事项,鼓励配合。向患者解释病情变化的监测方法及病情好转后仍需较长时间的随访,以防疾病复发及恶化。

四、出院回访

1. 了解患者饮食、休息及活动。

2. 了解患者遵医嘱用药情况及用药后的药物疗效和不良反应。

3. 定期门诊复查,不适随诊。

第三节 慢性肾小球肾炎护理常规

一、评估与观察要点

1. 评估可引起肾损害的各种因素,了解病史。

2. 评估患者精神食欲状况、尿液性质及量、水肿情况。

3. 评估患者对疾病的认知程度及心理状态。

二、护理措施

1. 嘱患者加强休息,以延缓肾功能减退。

2. 给予优质低蛋白、低磷、高热量饮食,有明显水肿和高血压时需低盐饮食。注意补充多种维生素及锌元素,必要时进行营养监测,观察并记录进食情况,观察口唇、指甲和皮肤色泽,定期监测体重和上臂肌围。

3. 重点观察肾功能、血压、水肿的变化,观察尿量变化,定期测量体重,监测患者生命体征,尤其是血压情况,密切监测实验室检查结果。防止引起肾损害的各种因素,如感染、肾毒性药物、高血脂、高尿酸血症等。

4. 介绍降压药、血小板解聚药的作用、不良反应及使用时的注意事项,观察药物疗效及不良反应,发现异常及时处理。遵医嘱静脉补充必需氨基酸。

5. 做好心理护理,消除患者紧张、焦虑、抑郁等情绪,积极配合治疗。

三、健康教育

1. 指导患者注意合理休息,避免加重肾脏损伤的因素,如感染、劳累、接种、妊娠及应用肾毒性药物等,建立良好的生活方式,树立控制疾病的信心,延缓肾功能减退。

2. 应限制蛋白质的摄入,且饮食中50%以上的蛋白质应为优质蛋白,如鸡蛋、牛奶、瘦肉等,尽量减少摄入植物蛋白如花生、豆类及其制品等。供给患者足够的热量,同时注意补充维生素和锌元素。

3. 当患者蛋白质摄入低于 $0.6g/(kg \cdot d)$,应补充必需氨基酸或 α-酮酸,静脉输入时应注意输液速度,如有恶心、呕吐,及时减慢输液速度,同时给予止吐剂,切勿在氨基酸内加入其他药物,以免引起不良反应。高钙血症者需定期监测血钙浓度。

4. 监测肾功能和营养状况,定期监测患者的体重变化、血尿素氮、血肌酐、血清蛋白和血红蛋白水平等,以了解其营养状况。注意有无水、电解质、酸碱平衡失调等并发症的发生。

四、出院回访

1. 了解患者饮食及生活情况并予以指导。

2. 了解患者用药情况并予以指导。

3. 嘱咐患者定期门诊复查。

第四节　肾病综合征护理常规

一、评估与观察要点

1. 了解患者有无引起肾病综合征的病因。

2. 评估患者精神状态、营养状况、生命体征、水肿、体重情况。

3. 评估患者对疾病的认知程度和心理状态。

二、护理措施

1. 卧床至水肿消退,长期卧床需保持适宜的床上及床旁活动,指导踝泵运动,以预防血栓形成,病情缓解后逐步增加活动量。

2. 给予高热量、低脂、高维生素、低盐(钠<3g/d)及富含可溶性纤维的饮食,肾功能良好者予以正常量的优质蛋白,肾功能减退者则应根据肾小球滤过率调整蛋白质的摄入量;热量每天每公斤体重不少于 30~35kcal;严重水肿或每天尿量小于 500ml 者控制入水量(每天的入水量=前一天的尿量+500ml)。

3. 观察有无感染、血栓及栓塞、急性肾衰竭等严重并发症的表现;严密观察病情,每日测体重,水肿明显者测四肢周径,观察水肿的消长情况,记录 24 小时尿量,观察有无胸腔、腹腔和心包积液,观察有无急性左心衰竭及高血压脑病的表现;监测患者的生命体征,尤其是血压,注意体温有无升高,观察有无血栓形成,密切监测实验室检查结果;观察有无咳嗽、咳痰、肺部干湿啰音、尿路刺激、皮肤红肿等感染征兆。

4. 告知患者激素、降压药、细胞毒性药物、利尿剂、免疫抑制剂的作用、不良反应及注意事项,观察各药物疗效及不良反应,发现异常及时处理。

5. 水肿较重者应注意衣着柔软、宽松,长期卧床者,应经常变换体位,防止发生压疮,观察皮肤有无发红、破损和化脓等情况,协助患者做好皮肤清洁。

6. 保持环境清洁,病房内定时开窗通风,定期空气消毒,减少人员探视,预防感染。

7. 做好心理护理,树立患者战胜疾病的信心。

三、健康教育

1. 指导患者合理饮食,注意休息,避免劳累的同时应适当活动,以免发生肢体血栓等并发症,防止受凉、感冒等。

2. 告知患者遵医嘱用药的重要性,切勿自行减量或停用,避免不良反应发生。

3. 指导患者学会对疾病的自我监测,监测水肿、蛋白尿和肾功能的变化。

四、出院回访

1. 了解患者饮食及生活情况并予以指导。

2. 了解患者用药情况并予以指导。

3. 嘱咐患者定期门诊复查。

第五节　慢性肾衰竭护理常规

一、评估与观察要点

1. 了解患者有无原发和继发性疾病。

2. 评估患者有无水、电解质和酸碱平衡失调的症状。

3. 评估目前病情和症状。

4. 评估患者对疾病的认知程度和心理状况,有无悲观、消极情绪等。

二、护理措施

1. 卧床休息避免过度劳累,长期卧床的患者应协助其适当床上活动,能够起床活动的患者,则鼓励其适当活动,避免劳累和受凉;贫血严重者,应卧床休息。

2. 少量多餐,给予优质低蛋白,根据患者 GFR 调整蛋白质的摄入量,供给患者足够的热量,每天供应的热量为 126~147kJ/kg,注意供给维生素 C 和 B 族食物,尿量少于 1000ml/d 不需要严格限水,但不可多饮水,尿量少于 500ml/d 或严重水肿时限制入水量（每天的入水量=前一天的尿量+500ml），遵医嘱监测血钾水平，据情况指导低钾饮食。

3. 严密观察生命体征变化，特别是血压，定期测量体重，注意观察有无水、电解质和酸碱平衡的失调；观察患者有无恶心、呕吐、头晕、胸闷、气促、皮肤瘙痒、出血等症状。

4. 遵医嘱用药，避免使用肾毒性药物，并观察药物的疗效和不良反应。静脉穿刺时应有计划的使用血管，注意保护前臂、肘等部位的大静脉。

5. 置有透析导管者做好导管护理，防止导管堵塞、感染、脱出；动静脉内瘘的患者每班检查内瘘血管搏动情况，观察有无出血、肿胀、内瘘血管搏动或杂音减弱或消失等异常情况，及时报告医生并配合处理。

三、健康教育

1. 消除或避免加重病情的诱因，如受凉、感染、妊娠、劳累、肾毒性药物、外伤、手术等。

2. 指导患者严格遵从饮食原则，强调合理饮食的重要性。

3. 指导患者和家属正确面对疾病，家属关心、照料患者，使其保持稳定积极心态接受治疗，提高生活质量。

4. 指导血液透析或腹膜透析患者保护内瘘或腹透管术后操作有关知识，避免堵塞、出血和感染。

5. 置有透析导管的患者做好防止导管堵塞、感染及脱出的相关宣教；内瘘患者做好内瘘观察与锻炼的相关宣教。

6. 采取切实可行的措施，预防感染的发生。

四、出院回访

1. 指导患者饮食及生活，预防感染；房间多通风、避免受凉、避免去人多聚集的公共场所。

2. 了解患者用药情况，指导患者注意避免使用肾毒性的药物。

3. 指导结肠透析、血液透析、腹膜透析患者的自我护理。

4. 向患者解释有计划地使用血管以及保护前臂、肘等部位的大静脉，对于日后进行血透治疗的重要性；已行血液透析者指导其保护好动静脉瘘管，腹膜透析者保护好腹膜透析管道。

5. 嘱咐患者3个月复查一次。

第六节　尿路感染护理常规

一、评估与观察要点

1. 了解患者病史,是否有引起尿路感染的诱因。

2. 评估患者生命体征及腰痛情况。

3. 评估患者的心理状况,有无焦虑、恐惧等情绪。

二、护理措施

1. 提供安静舒适的休息环境,保证睡眠,加强生活护理。

2. 给予清淡、营养丰富、易消化的食物,高热者注意补充水分,做好口腔护理。

3. 监测体温、尿液性状的变化,有无腰痛加剧等。如高热持续不退或体温升高,且出现腰痛加剧,应考虑可能出现肾周脓肿、肾乳头坏死等并发症,需及时通知医生。

4. 高热患者可采用冰敷、酒精擦浴等降温措施。

5. 遵医嘱给予抗菌药物,注意药物用法、剂量、疗程和注意事项,如口服磺胺类药物时,应多饮水,并同时遵医嘱服用碳酸氢钠,以增强疗效、减少磺胺结晶的形成。

三、健康教育

1. 指导进食清淡、营养丰富、易消化食物。

2. 指导患者按时、按量、按疗程用药,勿随意停药。

3. 指导患者注意规律生活、避免劳累;注意个人卫生,特别是月经期、妊娠期、产褥期,学会正确的外阴部清洁方法。

4. 与性生活有关的反复发作者,应注意性生活后立即排尿;膀胱-输尿管反流者,需要"二次排尿",即每次排尿后数分钟再排尿一次。

5. 告知患者该病的病因、疾病特点和治愈标准,使其理解多饮水、勤排尿以及外阴、肛门清洁的重要性,教会患者识别尿路感染的临床表现,一旦发生尽快就诊。

四、出院回访

1. 指导患者生活及休息。

2. 指导患者饮食、多饮水、勤排尿,不适随诊。

第七节 肾活组织检查护理常规

一、评估与观察要点

1. 评估环境是否符合检查要求。

2. 评估患者的配合与接受程度。

3. 评估术后并发症的危险因素。

二、护理措施

1. 术前向患者解释检查的目的和意义,消除恐惧心理;训练患者俯卧位呼气末屏气(大于15秒),并练习卧床排尿;遵医嘱检查血常规、出血与凝血功能及肾功能,了解有无贫血、出血倾向及肾功能水平;了解患者血压,术前患者血压应控制在不超过140/90mmHg;女患者需了解月经周期,避开月经期;检查当天进行病房空气消毒,更换床单被套,据病情沐浴后更换清洁病号服。

2. 术后穿刺点予以沙袋压迫、腹带包扎。

3. 卧床休息24小时,前6小时必须仰卧于硬板床,不可翻身,腰部严格制动,四肢可缓慢小幅度活动,严禁翻身和扭转腰部;24小时后无血尿、B超检查肾周无血肿方可床边活动,一周内尽量卧床休息,减少活动,避免弯腰、扭腰及提取重物等腰部受力的动作。

4. 密切监测血压、脉搏,密切观察有无腹痛、腰痛等情况,观察生命体征及尿量、尿色;若病情允许,嘱患者多饮水,以免血块阻塞尿路;避免或及时处理便秘、腹泻和剧烈咳嗽。

5. 必要时遵医嘱使用止血药及抗生素,防止出血和感染。

三、健康教育

1. 讲解术前练习屏气及床上排便的重要性。

2. 指导术后卧床休息及循序渐进活动的注意事项。

3. 指导饮水量及尿色的自我观察。

四、出院指导

1. 活动指导。

2. 定期复查肾功能。

第十四章　风湿免疫科护理常规

第一节　风湿性疾病护理常规

1. 按内科疾病一般护理常规。

2. 给予高蛋白、高热量、含丰富维生素、无刺激及易消化的饮食,忌烟酒。痛风患者禁食含嘌呤高的食物。

3. 患者恢复期可适当下床活动,病情危重时应卧床休息,并注意保护关节功能,防止发生关节僵直。

4. 密切观察病情变化,注意评估患者的精神状态、营养状态、皮肤黏膜改变及关节功能状态。重点评估关节疼痛的部位、性质、有无肿胀、活动受限、有无畸形、晨僵的程度等。

5. 及时完成专科各项检查和治疗护理,做好患者健康教育。

6. 有晨僵症状的患者晨起用温水浸泡僵硬的关节,晚夜间睡眠时戴弹力护套保暖和保持关节功能,指导患者做肢体屈伸、散步、手部抓握、提举等活动,必要时配合理疗和按摩。

7. 患者有口腔黏膜破损时,每日晨起、睡前和进餐前后用漱口液漱口。

8. 有皮疹、红斑或光敏感者,避免阳光直接照射裸露皮肤,外出时穿长袖衣、长裤、戴宽边帽子,忌日光浴;避免接触刺激性物品,如染发、烫染剂、定型发胶、发药等。

9. 严格遵医嘱按时按量给药,注意患者服药后的反应,不可擅自改变药物剂量或突然停药。注意观察药物疗效和不良反应。

10. 保持急救物品、药品的完好备用。

第二节　类风湿关节炎护理常规

一、评估与观察要点

1. 了解患者有无家族史、起病时间、病程、治疗用药情况。

2. 评估患者关节病变临床表现特征及关节外表现。

3. 评估患者对疾病的认知及心理状态。

二、护理措施

1. 急性活动期应卧床休息,减少体力消耗,保护关节功能,避免脏器受损,但不宜绝对卧床休息,限制受累关节活动,保持关节功能位:避免肩关节处于外旋位,肩两侧可顶枕头,双臂间置枕头维持肩关节外展位;双手掌可握小卷轴,维持指关节伸展;髋关节两侧放靠垫防止外旋;平卧者膝下垫平枕使膝关节保持伸直;足下放置足板,定时按摩和被动运动,防止足下垂;每天俯卧至少 2~3 次,每次半小时,预防髋关节屈曲挛缩;每晚临睡时塑形夹板固定膝、腕、指、趾关节,每天放开 2~3 次,放开后关节适当活动,防止畸形。

2. 了解关节疼痛的部位及性质,关节活动受限的程度,判断患者病情及疗效,观察关节外的症状:如头痛、胸闷、心前区疼痛、腹痛、发热咳嗽等,协助患者减轻疼痛。

3. 鼓励患者早晨起床后行温水浴或用热水浸泡僵硬的关节再活动,夜间睡眠可戴弹力手套保暖,减轻晨僵程度。

4. 避免感染、寒冷、潮湿、过劳等各种诱因,注意保暖。

5. 症状基本控制后尽早下床活动,必要时提供辅助工具,训练手的灵活性、协调性,肢体锻炼由被动向主动渐进,活动强度以患者能承受为限;鼓励缓解期患者积极参与肢体功能锻炼,如:摸高、伸腰、踢腿及其他全身性伸展运动,预防关节失用。

6. 遵医嘱用药,指导患者用药的方法和注意事项,用药期间应严密观察疗效及不良反应,密切关注患者血、尿常规及肝肾功能的检验结果。

7. 重视患者主诉,做好心理护理。嘱家属、亲友给予患者物质支持及精神鼓励。

三、健康教育

1. 指导避免感染、寒冷、潮湿、过劳等各种诱因,注意保暖。

2. 指导患者养成良好的生活方式和习惯,在疾病缓解期每天有计划进行锻炼,增强机体的抗病能力,保护关节功能,缓解功能损害的进程。

3. 指导患者用药的方法和注意事项。

四、出院回访

1. 了解患者对疾病知识及治疗方案的掌握情况,告知严格遵医嘱用药和注意事项,减少复发。

2. 告知患者注意保暖,避免感染、寒冷、潮湿、过度劳累等诱发复发因素。

3. 了解患者保护关节功能情况,指导患者合理休息和功能锻炼,定期复查肝肾功能等。

第三节　系统性红斑狼疮护理常规

一、评估与观察要点

1. 评估与本病有关的病因与诱因。

2. 患者有无蝶形红斑等临床表现,相关脏器受损情况。

3. 评估患者及家属对疾病的认知程度、患者的心理状态。

二、护理措施

1. 急性活动期卧床休息,以减少消耗,保护脏器功能,预防并发症发生,避免阳光直射。

2. 鼓励进食高糖、高蛋白、高维生素饮食,少食多餐,宜软食,禁忌芹菜、无花果、蘑菇、烟熏食物及辛辣等刺激性食物。

3. 保持口腔清洁,必要时予以口腔护理,口腔黏膜有破损时及时处理,预防口腔感染;保持皮肤清洁干燥,每天用温水擦洗,忌用碱性肥皂,外出应采取遮阳措施,避免阳光直接照射裸露皮肤,忌日光浴,皮疹或红斑处避免涂用各种化妆品或护肤品,可遵医嘱涂软膏;如局部合并溃疡感染者,遵医嘱使用抗生素,做好局部清创换药处理;避免接触刺激性物品,如各种染烫剂、发胶等。

4. 定时测量生命体征、体重,观察水肿的程度、尿色、尿液检查结果,监测血清电解质、血肌酐、尿素氮的变化。观察有无皮肤破损、咳嗽、呕吐、便血、末梢循环的改变及精神异常。

5. 应用非甾体类抗炎药、激素、免疫抑制剂注意观察药物疗效及骨髓抑制等不良反应,雷公藤总苷不良反应较大,对性腺有毒性作用,也需注意肝损等不良反应;长期应用氯喹应注意视网膜病变和心肌损害;用糖皮质激素时,注意有无感染、高血压、高血糖、骨质疏松等不良反应。

6. 给予患者精神上的安慰和鼓励,做好心理护理。

三、健康教育

1. 指导患者饮食,如有肾功能不全,应给予低盐、优质低蛋白饮食,限制水钠摄入。

2. 指导患者注意个人卫生,不滥用外用药或化妆品,做好皮肤护理。避免一切可能诱发或加重病情的因素,如日晒、寒冷、妊娠、分娩、口服避孕药及手术等。

3. 坚持严格按医嘱治疗,不可擅自改变药物剂量或突然停药,并教会其观察药物疗效和不良反应。

4. 无中枢神经系统、肾脏或其他脏器严重损害,病情处于缓解期达半年以上者,一般能安全妊娠,并分娩出正常婴儿,但必须停免疫抑制剂半年以上方可妊娠;非缓解期的 SLE 患者应避孕,病情活动伴心、肺、肾功能不全者应禁妊娠,避免接受各种预防接种。

5. 嘱家属给予患者物质支持及精神鼓励。

四、出院回访

1. 了解患者生活方式及心理状况,予以指导。

2. 指导正确用药,避免一切诱发因素。

第四节　痛风护理常规

一、评估与观察要点

1. 了解患者的生活和饮食习惯,有无痛风家族史。

2. 评估关节疼痛的部位、性质、间隔时间,有无痛风结节形成及周围皮肤病损等。

3. 了解血尿酸、肌酐和电解质、尿酸水平及尿 pH 等。

4. 评估患者对疾病的认知和心理状态。

二、护理措施

1. 急性关节炎期应卧床休息,在病床上安放支架支托盖被,抬高患肢,避免受累关节负重,减少局部受压,待关节痛缓解 72 小时后方可恢复活动。

2. 饮食宜清淡和易消化,忌辛辣、刺激;热量不宜过高,每天热量应限制在1200~1500kcal;忌食高嘌呤的食物,如动物内脏、鱼虾、蛤蟹、肉类、菠菜、黄花菜、蘑菇、黄豆、扁豆、浓茶等,忌烟酒。鼓励多饮水,保持每日尿量 2000ml 左右,减少尿酸结晶形成;可指导进食碱性食物,如牛奶、鸡蛋、马铃薯、蔬菜及柑橘类水果,维持尿液的 pH 在 7.0 或以上,减少尿酸盐结晶的沉积。

3. 观察疼痛的部位、性质、间隔时间,有无午夜剧痛惊醒等;受累关节有无有无红肿和功能障碍;有无过度疲劳、寒冷、潮湿、紧张、饮酒、饱餐、扭伤等诱发因素;有无痛风石体征,了解痛风石部位及有无破溃、溃疡等症状;观察体温变化,有无发热现象;监测尿酸的变化;注意患部的皮肤保护,保持患者皮肤清洁,避免感染发生。

4. 遵医嘱予以消炎、镇痛、促进尿酸排泄等药物,观察药物疗效及不良反应,苯溴马隆偶有皮疹、发热、胃肠道反应等不良反应,使用期间注意多饮水、口服碳酸氢钠等,秋水仙碱注意观察胃肠道反应及腹泻情况;使用别嘌醇者除有皮疹、发热、胃肠道反应外还有肝损害、骨髓抑制等不良反应,肾功能不全者宜减量使用;使用糖皮质激素应观察疗效,密切注意有无症状的"反跳"现象。

5. 给予患者精神上的安慰和鼓励,做好心理护理。

三、健康教育

1. 向患者及家属告知本病的相关知识及自我护理的方法,避免诱因,预防本病的复发,避免进食含高嘌呤的食物,忌烟酒,注意休息,避免过度劳累等。指导多饮水,肾功能正常的前提下每天饮水 2000ml 以上,促进尿酸排泄,预防泌尿道结石。

2. 痛风患者日常应注意:尽量使用大肌群,如能用肩部负重者不用手提,能用手臂者不用手指;避免长时间持续进行重体力劳动;经常改变姿势,保持受累关节舒适;若有关节局部温热和肿胀,尽可能避免其活动;如运动后疼痛超过 1~2 小时,应暂停此项运动。

3. 指导患者平时用手触摸耳轮及手足关节,检查是否产生痛风石;定期复查血尿酸,门诊随访。

四、出院回访

1. 了解患者生活及饮食状况,予以指导。

2. 了解患者疼痛状况,指导正确用药,定期复查。

第十五章 康复医学科护理常规

第一节 康复医学科常见疾病护理常规

1. 按内科疾病一般护理常规。

2. 成立医生、护士、患者及其家属共同组成的康复小组,根据病情制订切实可行的康复计划。

3. 根据病情,予合理饮食。

4. 观察患者病情变化,定时监测生命体征。

5. 协助指导患者保持肢体的功能位、良肢位。配合康复治疗师,做好健康教育,督促患者加强锻炼。

6. 做好患者的基础护理,加强皮肤护理,防止压力性损伤的发生。

7. 做好安全防护,防止跌倒、冻伤、坠床、烫伤等。

8. 加强心理护理,鼓励患者及其家属积极主动参与康复治疗,做到循序渐进、持之以恒。

第二节 脑卒中康复护理常规

一、评估与观察要点

1. 评估神志、瞳孔、生命体征的变化。

2. 评估运动、平衡、言语、语言、摄食和吞咽、感觉、认知、心理、ADL社会活动参与能力(日常生活活动能力)。

3. 特殊用药的观察:抗凝、溶栓药等。

4. 饮食及大小便情况。

二、护理措施

1. 按康复医学科一般护理常规。

2. 根据患者病情予低盐、低脂饮食,避免粗糙、干硬、辛辣等刺激性食物。

3. 吞咽功能障碍:不能进食时给予营养支持,遵医嘱胃管鼻饲,并做好导管护理。吞咽困难者进行吞咽训练,预防因吞咽障碍导致的误吸、营养不良等并发症。

4. 不同时期予以相应的良肢位和功能锻炼。

软瘫期(发病1~3周内):

(1)注意良肢位摆放。

(2)生命体征平稳后协助患者进行主被动运动(局部按摩、Bobath握手、床上运动翻身训练、桥式运动等)。

痉挛期(软瘫期2~3周后):

(1)协助患者做抗痉挛训练。

(2)协助患者进行站起和坐位及站位训练、步行上下楼训练。

恢复期及后遗症期:

(1)协助患者做上下肢功能训练。

(2)进行言语、认知、日常生活能力的训练。

5. 观察病情变化,监测生命体征、神志、瞳孔,观察有无脑卒中复发前兆症状,预防各种并发症发生。

6. 多与患者进行语言或非语言交流,给予患者安慰、激励暗示。

7. 指导患者正确服用降压药、抗血小板聚集药物,告知患者药物作用、不良反应及注意事项。

三、健康教育

1. 指导患者体位转移、注意事项、安全防护措施,避免跌倒、坠床、烫伤等意外伤害。

2. 动态了解血压,当患者出现头晕、头痛、一侧肢体麻木无力、吐词不清、呛咳、外伤时,家属应及时协助就诊。

3. 耐心解释各类药物的作用、不良反应及注意事项,指导患者正确用药。

四、出院回访

1. 了解患者饮食的种类、数量,指导患者进食低盐、低脂饮食。

2. 了解患者目前日常生活能力训练,康复锻炼情况,鼓励患者继续坚持康复锻炼。

3. 出院后合理用药,定期复查。

第三节　脊髓损伤后康复护理常规

一、评估与观察要点

1. 患者神志、瞳孔、生命体征、伤口情况。

2. 患者管道、皮肤、肢体活动及大小便。

3. 患者损伤、运动、感觉功能、括约肌功能及反射和 ADL(日常生活活动能力)。

4. 患者心理状态。

二、护理措施

1. 按康复医学科一般护理常规。

2. 瘫痪肢体保持关节处于功能位,防止关节过伸或过展。

3. 观察患者呼吸,进行呼吸训练及辅助咳嗽,促进痰液排出。

4. 保持大便通畅,根据患者膀胱类型进行辅助排尿,预防尿路感染。

5. 鼓励患者进行被动运动,防止肌肉萎缩和关节挛缩,循序渐进地进行上下肢、翻身、坐起的主被动训练,轮椅和直立行走训练。

6. 观察患者心理变化,稳定患者情绪,保持良好精神状态。

三、健康教育

1. 合理的膳食计划,保证维生素、纤维素、钙及各种营养物质的合理摄入。

2. 指导患者正确的坐姿、站姿、转移训练的护理知识等。

3. 指导建立家庭无障碍环境,注意安全防护。

四、出院回访

1. 询问患者排便情况,指导其正确管理大小便。

2. 定时服药,定期来院复查。

第四节　骨折后康复护理常规

一、评估与观察要点

1. 局部肿胀、疼痛、皮肤颜色、感觉等情况。

2. 肢体长度及周径,关节活动度及肌力等情况。

3. ADL(日常生活活动能力)情况。

二、护理措施

1. 按康复医学科一般护理常规。

2. 指导患者高钙饮食,补充钙和维生素 D。

3. 早期(炎症期,伤后 1~2 周),减轻疼痛、水肿、抬高患肢,促进静脉回流;进行肌力训练,关节活动度训练,正常活动和呼吸训练;予物理因子治疗,避免肌肉萎缩和关节粘连。

4. 中期(骨痂形成期,伤后 2 周到临床愈合期)和后期(临床愈合期,伤后 8~12 周):增加关节活动度、肌力训练强度,协助患者进行负重及步态训练,运动强度以患者可以耐受为度。

5. 观察患肢末梢血运情况,固定物不宜过紧或过松。观察伤口愈合情况,保持局部皮肤清洁、干燥,预防压疮。

6. 鼓励患者调整好心理状态,以积极的心态,参与康复训练。

三、健康教育

1. 高钙饮食,补充钙和维生素 D。

2. 指导患者功能锻炼的原则是以恢复患肢的生理功能为主,上肢重点锻炼手的握力,下肢重点训练负重行走能力,训练遵循循序渐进、由小到大、由少到多的原则。

3. 指导患者进行日常生活活动的自我护理,尽早独立生活。

四、出院回访

1. 根据患者的情况进行负重训练,避免影响骨折不愈合的因素。

2. 了解患者独自完成的日常活动情况,督促患者坚持康复锻炼,注意安全防护。

3. 复查 X 线摄片,根据情况及时调整训练方案,指导患者定期随访。

第五节 颈椎病康复护理常规

一、评估与观察要点

1. 评估临床类型。

2. 评估患者的日常生活活动能力。

3. 评估患者对疾病的认知程度。

二、护理措施

1. 按康复医学科一般护理常规。

2. 宜多摄取营养价值高和富含维生素 C 的饮食。

3. 急性期佩戴颈围,注意颈领的高度必须合适,以保持颈椎处于中立位为宜。

4. 颈椎牵引时注意姿势、角度、重量和时间(牵引重量为体重的 1/15~1/5,多数用 6~7kg,时间 20~30 分钟),脊髓型颈椎病患者宜垂直牵引。

5. 正确指导患者的头颈功能锻炼和选用合适的枕头。

6. 观察患者治疗过程中心理情绪的变化,增强治疗信心,掌握康复的方法,保持心理健康。

三、健康教育

1. 纠正不良姿势,避免长期固定于同一姿势,注意颈肩部保暖。

2. 指导用药知识,告知不良反应。

3. 防止外伤,坚持体育锻炼。

四、出院回访

1. 合理安排休息与工作,避免引起颈椎病复发的因素。

2. 询问患者锻炼的情况,根据情况予以合理指导。

第六节　肩周炎康复护理常规

一、评估与观察要点

1. 疼痛原因和程度。

2. 肩关节 ROM 测量。

3. ADL 评定。

4. 心理社会评估。

二、护理措施

1. 按康复医学科一般护理常规。

2. 予高蛋白、粗纤维、丰富维生素、易消化食物,忌生冷食品。

3. 良肢位的摆放,放松关节,减少对患肩的挤压,避免俯卧位。

4. 在早期疼痛较重时,可服用消炎镇痛药物或舒筋活血药物,也可外用止痛喷雾剂、红花油等;适当物理治疗可改善血液循环,消除肌肉痉挛,防止粘连,并有一定的止痛作用。

5. 指导功能锻炼(如下垂摆动、爬墙、划圈、拉轮、梳头动作、屈肘甩手、展翅、站立牵拉、头枕双手、旋肩等)。

6. 做好心理护理,帮助患者学习自我控制和处理疼痛的能力。

三、健康教育

1. 告知患者本病的发病原因,避免患肢提举重物或过度活动肩关节,防止肩关节疲劳性损伤。

2. 告知患者服药知识、非甾体抗炎类药物相关知识。

3. 保护肩关节,防外伤,保暖。

4. 加强自我锻炼。

四、出院回访

1. 合理安排休息与工作,避免引起肩关节周围炎复发的因素。

2. 询问患者锻炼的情况,定期来院复查。

第七节　腰椎间盘突出症康复护理常规

一、评估与观察要点

1. 评估疼痛的部位、性质、程度。

2. 腰椎活动度及神经功能。

3. 评估有无压痛、反射痛,直腿抬高试验及加强试验是否阳性。

4. 评估对疾病的认知及心理状况。

二、护理措施

1. 按康复医学科一般护理常规。

2. 急性期卧床休息(时间不超过 1 周),卧硬板床,活动时戴腰围。

3. 腰椎牵引宜选择合适的体位及牵引重量。

4. 遵医嘱予舒筋活血、消肿止痛的药物,配合医生、康复师进行手法、物理、运动等治疗,以不引起明显疼痛为度。

5. 进行腰背肌的训练,在着重锻炼腰背肌的基础上,增加腰部和双下肢功能运动,运动量不可过大。

6. 指导患者保持良好的情绪和生活习惯。

三、健康教育

1. 饮食以滋阴补肾为宜,多食含钙、维生素 C 的食物,忌油腻厚味之品。

2. 保持正确的姿势,腰背不可过度负重,取物体时应避免深弯扭腰,勿久坐、久站。

3. 注意保暖(尤其是腰背部),避免着凉,控制体重,戒烟。

四、出院回访

1. 合理安排休息与工作,劳逸结合,避免引起腰椎间盘突出复发的因素。

2. 询问患者锻炼的情况,根据情况予以合理指导。

第八节 老年疾病康复护理常规

一、评估与观察要点

1. 躯体功能的评定。

2. 心理健康状况的评定。

3. 社会功能评定。

4. 生活质量综合评估。

二、护理措施

1. 按康复医学科一般护理常规。

2. 调整和改善慢性基础疾病,参加户外活动,增加日光照射时间,补钙,防骨质疏松,保持和加强大脑功能,保证充足睡眠,培养良好情绪,患者随身携带信息卡。

3. 遵医嘱用抗焦虑药物,观察药物疗效及不良反应。

4. 加强营养,少量多餐,食物宜细软、易消化。

5. 多饮水,预防便秘及泌尿道感染。

6. 指导患者保持良好的心理状态,维持心理上的适度紧张,培养业余爱好,加强自我调节。

三、健康教育

1. 积极参加中低强度的有氧运动(心率<120 次/分),如散步、打太极拳。

2. 指导患者及其家属防跌倒、坠床的方法和注意事项,物品放于易拿取的位置。活动范围光线充足、路面平坦、不滑、无障碍物。

四、出院回访

1. 询问患者日常生活情况,改善生活质量。

2. 强调患者家属关心重视患者的心理状态。

3. 做好安全防护措施,告知患者行动宜慢,必要时采取适当防护措施。

第九节　周围神经损伤康复护理常规

一、评估与观察要点

1. 运动功能、感觉的评定。

2. 皮肤完整情况,肢体有无肿胀畸形,步态和姿势。

3. ADL(日常生活活动能力)的评定。

二、护理措施

1. 按康复医学科一般护理常规。

2. 保持良肢位,配合辅助器的使用,将受损肢体关节保持在功能位。

3. 受损肢体的各关节早期做各方向的主、被动运动。

4. 受损部位如肿痛,可抬高患肢,弹力绷带压迫,做向心性按摩与被动运动,减轻组织水肿与疼痛。注意保护患肢,避免再次损伤。

5. 配合康复师进行肌力训练、ADL训练、作业疗法、感觉功能训练。

三、健康教育

1. 让患者认识到靠医生和治疗师不能使受伤的肢体完全康复,患者应积极主动地参与治疗。

2. 指导并鼓励患者在工作中、生活中多用患肢,将康复训练贯穿于日常生活中,促进肢体功能恢复。

3. 预防意外伤害,如烫伤、冻伤、跌倒、坠床等。

4. 给予患者治疗的信心,发挥主观能动性,积极地进行康复治疗。

四、出院回访

1. 询问患者日常生活的情况,加强自我防护措施。

2. 加强患肢的锻炼。

第十节 冠心病康复护理常规

一、评估与观察要点

1. 评估患者一般情况、家庭史、既往史、吸烟史等。

2. 评估患者疼痛的部位、性质、诱因、持续时间等。

3. 评估患者用药情况。

二、护理措施

1. 按康复医学科一般护理常规。

2. Ⅰ、Ⅱ期康复

(1)从床上肢体活动开始,循序渐进,避免剧烈和长时间活动。

(2)呼吸训练,主要是指腹式呼吸(吸气时腹部隆起,让膈肌尽量下降;呼气时腹部收缩,尽量排出肺内气体)。

(3)坐位训练,逐步让患者过渡到无依托独立坐。

(4)步行训练,从床边站立开始,然后开始床边步行,避免高强度运动。

(5)切忌蹲位大便或在大便时过度用力。

(6)缓慢上下楼,自己洗澡,外出购物,做一些家务劳动。

(7)进行有轻微体力活动的娱乐(室内外散步、园艺活动、医疗体操等)。

3. Ⅲ期康复

(1)遵循个体化、循序渐进、持之以恒、兴趣性、全面性的原则。

(2)进行有氧运动:步行、登山、游泳、骑车等。

(3)掌握运动康复处方。

4. 了解患者心理障碍程度,如抑郁、焦虑、孤独等,教会患者处理应激的技巧和放松方法等。

5. 告知患者药物的作用、不良反应、服用时间及方法。

三、健康教育

1. 告知患者本病的相关知识。

2. 宜进低盐、低脂、低胆固醇、易消化饮食,避免摄入酸、辣、刺激性食物,戒烟酒,多吃水果蔬菜。测定体重指数,防治高血压、糖尿病、高脂血症和肥胖。

3. 合理休息与锻炼,勿劳累,保持大便通畅。

4. 调节好情绪,保持情绪稳定。

四、出院回访

1. 了解患者目前体力情况、自理能力。

2. 了解患者遵医嘱用药情况,说明坚持用药的重要性。

3. 定期复查心电图、血糖、血脂等。

第十六章　血液科护理常规

第一节　血液系统疾病一般护理常规

1. 按内科系统疾病一般护理常规。

2. 给予高蛋白、高热量、高维生素、营养丰富的半流质或软食,避免刺激性的食物,有消化道出血患者暂禁食。

3. 卧床休息,采取适宜的体位,减少机体的消耗。

4. 遵医嘱正确采集各种标本,做好患者的健康指导。

5. 做好心理护理,减轻紧张焦虑情绪。

6. 感染的护理

(1)观察患者有无发热、感染等伴随症状及体征。高热时给予药物或物理降温,禁用酒精擦浴降温,每天至少饮 2000ml 以上的水。

(2)遵医嘱给予抗感染治疗,观察药物效果及不良反应。

(3)白细胞过低时可采取保护性隔离或入住洁净层流室,防止交叉感染。

(4)保持患者机体清洁,防止体内细菌传播,做好口腔、会阴、肛周的护埋。

7. 出血的护理

(1)出血严重者,应绝对卧床休息

(2)严密观察出血部位、出血量、注意有无皮肤黏膜瘀点、瘀斑、牙龈出血、鼻出血、呕血、便血、血尿,若有重要脏器出血及有出血性休克时应给予急救处理。

(3)各项操作应动作轻柔。防止组织损伤引起出血,避免手术或尽可能减少注射次数。

(4)按医嘱给予止血药物或输血治疗。

8. 化疗时注意保护静脉,避免药物外渗,严格遵守用药的顺序、剂量、时间,观察化疗药物的疗效及不良反应。鼓励患者多饮水,以促进尿酸的排泄,防止出血性膀胱炎、尿酸性肾病等。

第二节　再生障碍性贫血护理常规

一、评估与观察要点

1. 询问相关的病因、诱因。

2. 评估贫血、出血、感染相关体征。

3. 评估三大常规、肝肾功能、骨髓检查结果。

4. 评估患者对疾病的认知程度、心理状态和经济承受能力。

二、护理措施

1. 按血液内科一般疾病护理常规。

2. 密切观察病情及生命体征变化。血小板<$20×10^9$/L绝对卧床休息,尽量减少注射,拔针后延长局部压迫时间,防止出血。保持室内湿度50%~60%防止鼻黏膜干燥出血,少量鼻出血,可用棉球和明胶海棉压迫,用软毛牙刷,禁用牙签剔牙,避免过硬带渣食物,观察神志瞳孔变化,警惕颅内出血。

3. 做好预防感染措施

(1)呼吸道感染的预防:定时开窗通风,限制探视人数,粒细胞≤$0.5×10^9$/L者应给予保护性隔离。

(2)口腔感染的预防:督促患者进食前后、睡前、晨起用碳酸氢钠、氯已定、朵贝尔交替漱口;若已发生溃疡,增加漱口次数,局部用维生素E、溃疡贴膜等涂敷;若并发真菌感染,宜加用制菌霉素和碳酸氢钠含漱。

(3)皮肤感染的预防:保持皮肤清洁干燥,肌内注射、静脉等各种穿刺时,严格无菌操作。女性患者应注意会阴清洁。

(4)肛周感染的预防:睡前、便后用1:5000高锰酸钾坐浴,每次15~20分钟,保持大便通畅,避免用力排便诱发肛裂,增加局部感染机率。

4. 治疗配合和护理,及时评价疗效及不良反应。

(1)遵医嘱予各种成分输血,并观察其疗效及不良反应并及时记录

(2)再障应用ALG/ATG时,首次要做皮试,并严格缓慢控制输液速度并观察药物反应,环孢素用药期间监测血药浓度、骨髓象、血常规改变,且会有牙龈增生、胃肠道反应、肝肾功能损害、长期应用雄激素,注意不良反应。肌注丙酸睾酮可引起局部硬结,注射部位要交替进行,对局部进行热敷,避免硬结产生。

5. 发热患者按其护理常规,遵嘱应用降温及抗感染药物,禁用酒精擦浴。并

配合医生做好标本采集工作,及时做好细菌培养和药敏试验。

6. 心理护理,给予心理支持,增强战胜疾病的信心。

三、健康指导

1. 向患者及家属讲解再障的病因,消除可疑诱因,做好个人防护。

2. 教会患者自我观察贫血、出血及感染的临床表现。

3. 适当活动,增强体质,预防感染。

4. 指导患者遵医嘱用药并观察药物的疗效、不良反应。

四、出院回访

1. 了解患者是否得到充分的休息,乏力有无改善、有无感染及出血发生。

2. 了解患者是否出现药物副作用如:满月脸、牙龈增生,毛发增多等,是否安心配合治疗。

3. 了解患者是否遵嘱坚持服药,并定期复查血常规。

第三节　缺铁性贫血护理常规

一、评估与观察要点

1. 询问相关的病因、诱因或有关要素。

2. 评估患者症状和体征,是否存在精神行为异常。

3. 评估患者对疾病的认知程度和心理状态。

二、护理措施

1. 按血液内科疾病一般护理常规。

2. 轻度贫血应适当休息,活动量以不感疲劳为宜;中度限制活动;重度或症状明显者应绝对卧床休息。

3. 给予高蛋白富含铁的饮食,纠正偏食不良习惯。选择动物肝脏、瘦肉、鱼、蛋类增加维生素 C 含量。

4. 药物护理

(1)口服铁剂时用吸管,避免牙齿染黑,应饭后服用,避免胃肠道反应,口服时禁饮茶以免影响铁的吸收。

(2)肌内注射时应深部肌内注射,静脉注射铁剂需要稀释,首次用药须用 0.5ml 的实验剂量进行深部肌内注射,同时备用肾上腺素,作好急救准备。

5. 做好口腔护理和皮肤护理,预防感染。

6. 做好心理护理,多给予安慰和鼓励,增强其自信。

三、健康指导

1. 向患者讲解缺铁性贫血的原因,消除相关因素。

2. 指导患者遵医嘱治疗和观察药物的疗效及不良反应。

3. 指导患者养成良好的饮食习惯,克服偏食,指导休息与活动。

四、出院回访

1. 了解活动力是否改善,有无感染发生。

2. 营养状态是否得到改善,是否合理饮食。

3. 有无遵医嘱用药,定期复查。

第四节　特发性血小板减少紫癜护理常规

一、评估与观察要点

1. 观察出血部位以及关节腔和肌肉深部血肿现象。

2. 了解患者起病前有无与 ITP 发病有关的因素,特别是病毒感染史。

3. 动态评估血小板计数。

二、护理措施

1. 观察患者出血的部位、范围和出血量,出血严重者应绝对卧床休息,血小板$<50×10^9$/L,卧床休息。血小板$<20×10^9$/L,绝对卧床休息,警惕内脏出血和颅内出血,避免用力排便。

2. 饮食宜高蛋白、高热量、高维生素少渣饮食,预防便秘。消化道出血时应禁食。

3. 及时评估病情变化,避免使用可能引起血小板减少的药物,如阿司匹林、吲哚美辛、右旋糖酐等。

4. 观察皮肤出血点、瘀血、瘀斑的变化,避免水温过高和用力擦洗皮肤,高热患者禁用乙醇或温水擦浴降温,静脉穿刺时应避免用力拍打及揉擦局部,结扎压脉带不宜过紧和时间过长;注射拔针后需延长按压时间。

5. 鼻出血患者勿用力擦鼻,少量出血可用棉球或明胶海绵填塞,也可用0.1%的肾上腺素棉球或凝血酶棉球填塞并局部冷敷。

6. 注意药物不良反应,糖皮质激素会引起身体外形的变化,胃肠道反应或出血,诱发感染、骨质疏松等,应餐后服药,自我监测粪便颜色,预防各种感染,注射免疫球蛋白时注意保护血管,预防静脉炎。

7. 加强口腔护理,软毛牙刷刷牙,禁食带刺、坚果等质硬食物,牙龈渗血时凝血酶或 0.1%的肾上腺素棉球、明胶海绵片贴敷牙龈或局部压迫止血。

8. 做好心理护理,避免情绪紧张与波动。

三、健康指导

1. 指导患者避免人为损伤而诱发或加重出血,避免服用可能引起血小板减少或抑制其功能的药物如非甾体类消炎药、阿司匹林等。

2. 指导患者如何自我监测病情、出血情况。

3. 交代患者遵医嘱规律服药,定期复查血常规等,了解血小板数目的变化。

四、出院回访

1. 了解有无皮肤黏膜、牙龈等出血情况。

2. 是否遵医嘱正确服药,定期复查。

第五节　过敏性紫癜护理常规

一、评估与观察要点

1. 询问患者发病前有无感染、有无食物、药物过敏史

2. 评估患者症状和体征的特征,判断过敏性紫癜的类型。

3. 评估患者对疾病的认知和心理状态。

二、护理措施

1. 按血液内科疾病一般护理常规。

2. 卧床有助于症状缓解,加快症状消失,避免过早或过多的起床活动;关节肿痛患者,将受累关节放在合适位置,减少活动,以减少疼痛。

3. 避免进食可能致敏食物及药物,食物如鱼、虾蟹、蛋、鸡、牛奶及其他药物如青霉素、链霉素、金霉素、氯霉素等,解热镇痛药如水杨酸类、保泰松、吲哚美辛等,磺胺类、阿托品、异烟肼及噻嗪类利尿药物等。有便血或腹痛时应禁食。

4. 遵医嘱治疗,及时观察药物作用和不良反应。

5. 密切观察患者紫癜形状、数量、分布及消退情况,注意关节、腹痛及肾脏受累症状和体征变化。

6. 保持皮肤清洁,用温水擦洗,勿搔抓皮肤。

7. 给予患者心理安抚和支持,正确认识疾病和应对疾病。

三、健康指导

1. 向患者及家属介绍本病的相关知识，避免进食可致敏的食物及药物，积极寻找可疑过敏原，预防疾病复发。

2. 指导患者加强锻炼，提高身体素质，减少感染发生。

3. 嘱咐患者急性期各关节受累期注意休息，减轻关节疼痛。

4. 对于服用激素者，指导遵医嘱服药，不得擅自增减停，以免加重病情。

四、出院回访

1. 是否进食可致敏食物及药物，注意防寒保暖，预防感冒，注意运动锻炼，增强体质，提高机体抗病能力。

2. 了解有无出血倾向。

3. 是否遵医嘱正确服药，定期复查。

第六节　白血病护理常规

一、评估与观察要点

1. 了解白血病的分类及相关病因。

2. 评估白血病细胞浸润症状，如肝脾和淋巴结肿大、贫血、出血及继发感染等。

3. 评估患者心理状况及承受能力、对疾病的认知程度和家庭经济情况等。

二、护理措施

1. 按血液内科疾病一般护理常规。

2. 严重贫血、高热及血小板<$20×10^9$/L 者，应绝对卧床休息，经治疗症状缓解者，可适当下床活动。

3. 进食高热量、富含蛋白质与维生素、适量纤维素、清淡、易消化饮食、少食多餐，保证充足饮水量，避免过硬、粗糙及刺激性食物，防止口腔黏膜受损。保持大便通畅，以免负压剧增诱发内脏及颅内出血。

4. 化学治疗的护理

（1）化学性静脉炎的防护：首选中心静脉置管 PICC、PORT，外周静脉选择粗直静脉确保针头在静脉内，输入刺激性药物前后用生理盐水冲管。

（2）化疱类化疗药物外渗立即停止输注、回抽渗入皮下的药液、观察外渗面积、量、外渗部位、皮肤颜色、温度、疼痛性质，进行局部封闭、遵医嘱使用解毒剂,喜疗妥局部涂抹、局部冷敷、抬高受累肢体。

（3）骨髓抑制的防护：化疗后 7~14 天为骨髓抑制作用最强时间,恢复时间为之后的 5~10 天,动态了解患者血常规检测结果,协助医生正确用药。

（4）胃肠道反应的防护：避免在治疗前后 2 小时内进食,必要时,遵医嘱在治疗前 1~2 小时给予止吐药物减轻胃肠道反应。

5. 病情观察

（1）观察生命体征变化,发热时判断是否有继发感染,预防败血症。

（2）定期检测血象变化,以便了解病情的发展及药物治疗的效果。

（3）出血的观察：观察有无皮肤出血点、瘀斑、鼻出血、牙龈、眼底出血及关节、内脏、颅内出血等,护理动作轻柔,避免不必要的穿刺,关节腔出血给予冷敷,抬高患肢,减少活动,指导患者用软毛牙刷刷牙,勿用牙签剔牙,禁用手挖鼻孔,以预防出血。

6. 感染的护理

（1）保持病室整洁,定时通风和空气消毒。

（2）患者粒细胞≤0.5×10⁹/L 转层流病床采取保护性隔离措施。

（3）加强口腔、皮肤、肛周及外阴清洁卫生。

（4）患者出现感染征象,协助医生做血液、咽部、尿液、粪便或伤口分泌物的培养,并遵医嘱使用抗生素。

7. 针对患者不同心理状况及承受能力,给予相应的心理护理。

二、健康指导

1. 向患者讲解白血病致病原因,脱离或消除可能致病因素。

2. 保持乐观情绪,树立治疗信心。

3. 坚持定期巩固强化治疗,延长疾病的缓解期和生存期。

4. 注意保暖避免受凉,学会自测体温。

四、出院回访

1. 勿接触放射性核素或有毒的化学物质,定期检查血常规。

2. 向患者讲述本病的有关基本知识和接受巩固治疗的教育。

3. 保持乐观心态,加强营养,注意休息,适度锻炼身体,以提高抗病能力。

4. 有出血贫血,出血加重或发热时,要及时就诊。

第七节 多发性骨髓瘤护理常规

一、评估与观察要点

1. 评估患者有无骨痛、骨痛的程度、部位及性质。

2. 评估患者有无局部淋巴结肿大，有无出血倾向。

3. 评估患者对疾病的认知，心理状态和经济承受能力。

二、护理措施

1. 按血液内科疾病一般护理常规。

2. 协助患者采取舒适的体位，以降低肌肉张力，避免用力过度，以防病理性骨折。

3. 睡硬垫床，协助患者定时变换体位，适度床上活动，避免长久卧床而加重骨骼脱钙预防压疮发生。

4. 宜进食高蛋白、高热量、富含维生素和易消化的饮食，鼓励少食多餐，每天饮水 2000~3000ml，多食粗纤维食物，预防便秘。

5. 遵医嘱给予药物治疗，及时评估药物疗效和不良反应。

6. 严密观察骨痛的部位、性质、程度，指导患者采用放松、音乐疗法等缓解疼痛，必要时遵医嘱使用止痛药物，如某部位骨痛加重，可能发生病理性骨折，应及时处理。

7. 观察有无贫血及出血的表现。

8. 对于化疗患者，按化疗护理常规护理。

9. 定期监测尿常规及肾功能的变化。

10. 给予患者心理安抚和支持，鼓励患者战胜疾病和积极配合治疗。

三、健康指导

1. 指导患者活动时注意安全，避免过度劳累、剧烈运动和快速转体等动作，避免受伤造成病理性骨折。

2. 遵医嘱用药，观察用药后的副反应，指导患者自我预防出血的方法。

3. 卧床休息，使用硬板床或硬床垫。

四、出院回访

1. 病情缓解后仍需定期复查与治疗。

2. 若活动后出现剧烈疼痛，可能为病理性骨折，应立即就诊。

3. 正确遵医嘱服药。

4. 定期复查血常规及骨髓象,发生发热、出血等情况及时就诊。

第八节　恶性淋巴瘤护理常规

一、评估与观察要点

1. 评估患者淋巴结肿大的部位、质地及活动度,有无相应压迫症状。

2. 了解患者血液检查结果,是否有血细胞减少等。

3. 评估患者对疾病的认知程度和心理状态。

二、护理措施

1. 按血液科护理常规。

2. 给予心理安抚和支持,鼓励患者增强战胜疾病的信心和积极配合治疗。

3. 给予高蛋白、高热量、高维生素、避免刺激性食物及多饮水。

4. 高热患者及时药物降温处理,禁止乙醇擦浴,并卧床休息。

5. 患者出现纵膈压迫症状,有呼吸困难时,取半坐卧位并给予氧气吸入,准备好气管切开包,防窒息。

6. 肢体水肿时,抬高患肢,减少活动,注意局部皮肤清洁,防止皮肤擦伤。

7. 放疗患者加强局部皮肤护理,减少放射性对皮肤的损伤。

8. 化疗患者按化疗护理常规。

三、健康教育

1. 有脊柱、肋骨、股骨受累者,应减少室外活动,必要时睡硬板床。

2. 注意个人卫生和饮食卫生,禁酒精刺激性食物。

3. 严密观察化疗期间的不良反应,并注意肿块的大小、症状的程度等情况的发生。

四、出院回访

1. 遵医嘱按时服药,定期复查,按期到医院化疗,不适随诊。

2. 适当参加体育锻炼,增强体质,预防感冒。

3. 保护好照射野皮肤,预防皮肤感染、溃烂。

第九节　溶血性贫血护理常规

一、评估与观察要点

1. 询问相关的病因、诱因或有关要素。

2. 评估血常规、骨髓检查结果。

3. 评估患者对疾病的认知程度和心理状态。

二、护理措施

1. 按血液内科疾病一般护理常规。

2. 保证充足的休息和睡眠,溶血发作期间减少活动或卧床休息。

3. 进食高蛋白,高维生素食物,避免进食一切可能加重溶血的食物或药物,鼓励患者多饮水勤排尿,促进溶血后毒性物质的排泄。

4. 遵医嘱正确用药,并注意用药后的不良反应,使用糖皮质激素应注意预防感染,环孢素应定期检查肝、肾功能,环磷酰胺可引起出血性膀胱炎。

5. 严密观察病情变化,记录 24 小时出入量,观察尿液颜色和性状,预防急性肾衰竭。

6. 做好心理护理,多给予安慰和鼓励,增强其自信。

三、健康指导

1. 预防溶血的指导:如已明确是化学毒物或药物引起的溶血,应避免再次接触或服用,阵发性睡眠性血红蛋白尿患者忌食酸性食物及药物,如维生素 C、阿司匹林等,G-6-PD 缺乏者禁食蚕豆及制品和氧化性食物,对伴有脾功能亢进和白细胞减少者应注意个人卫生,预防感染。

2. 指导患者病情的自我监测并遵医嘱治疗和观察药物的疗效及不良反应。

四、出院回访

1. 了解患者有无头晕、头痛、心悸、气促等症状。

2. 了解患者皮肤有无黄染,有无尿量减少、浓茶样或酱油样尿。

3. 有无遵医嘱用药,定期复查。

第十节　骨髓穿刺术护理常规

一、评估与观察要点

1. 了解患者对骨髓穿刺技术的认知和心理准备。

2. 评估骨髓穿刺环境是否符合要求,查看所需药物是否完备。

3. 评估穿刺局部皮肤有无创伤、硬结、炎症。

二、护理措施

1. 穿刺前向患者及家属解释本检查的目的、意义、操作过程和注意事项,消除紧张,恐惧心理,取得配合。

2. 备齐所有用物,了解患者出、凝血时间检查结果及相关麻醉药过敏史。

3. 根据穿刺部位协助患者采取适宜的体位。

4. 穿刺时应严格遵守无菌操作规程,穿刺过程中应观察患者的面色、脉搏、血压等变化,如发现患者精神紧张、大汗淋漓、脉搏快等休克症状时,停止穿刺,协助处理。

5. 术后应嘱患者静卧休息,穿刺部位局部加压,至少需按压 5~10 分钟,并观察穿刺部位有无出血。

6. 同时做好标记并送检骨髓片,做好穿刺记录。

7. 穿刺术后三天伤口每日换药,保持伤口清洁干燥。

三、健康教育

1. 向患者说明穿刺局部有轻微疼痛,不会对身体有影响。

2. 指导患者穿刺后 48~72 小时内保持穿刺处皮肤干燥, 避免淋浴或盆浴;多卧床休息,避免剧烈活动,防止伤口感染。

第十七章　中西医结合科护理常规

第一节　中西医结合科常见疾病护理常规

1. 按内科一般护理常规。

2. 护士必须掌握中医基本理论知识,注意病情变化,因人而异做好情志护理。基本方法为:关心体贴、言语开导、移情易性、情志相胜、顺情解郁。

3. 饮食上辩证施食、辩药施食、因人施食、因时施食,注意饮食与疾病虚实寒热相协调,五味平衡,正确辅以药膳饮食。

4. 掌握中药性能、用量、服法,以便观察效果,根据不同的药物剂型,给予相应的给药方法。

5. 围绕主症观察病情,掌握舌象和脉象的观察要点,根据舌质和舌苔变化以及脉象做好记录。

6. 从环境、情志、饮食、药物、运动养生等方面做好出院指导。

第二节　内服中药护理常规

1. 药物治疗是中医治疗疾病最常用的手段,护士必须掌握给药途径和方法。

2. 汤剂 1 剂/日,分两次口服,上、下午各一次;急症、高热、危重患者随煎随服,可酌情每日服 2~3 剂,其他按药性、剂型和用途遵医嘱服用。

3. 一般药宜在进食前、后 2 小时用;健胃药宜在饭前 1 小时服用;消导药、对胃有刺激的药宜饭后服;滋补药宜空腹服;峻下逐水剂宜清晨空腹服;安神药、泻下药宜睡前半小时服;解表发汗药可随时服用;调经药宜在行经前数日开始服用。

4. 一般采用温服。清热、消暑、止血、热证用寒药宜偏凉服;发汗解表、活血、寒症用热药宜偏热服。

5. 中西药同时用用,其服用时间应间隔 30 分钟,以免相互影响药效。

6. 掌握服药禁忌,注意食物与药物的配伍。服滋补药时,忌食辛辣、油腻、生冷的食物;服解表药忌生冷、油腻及酸性食物;服泻下药忌食生冷瓜果之品;服安神类忌辛辣、酒、茶等刺激性食品。

7. 注意观察服药后的药效与不良反应,做好记录。

第三节　感冒护理常规

因外感风邪,客于肺卫所致。以鼻塞、流涕、咳嗽、恶寒、发热、头身疼痛为主要临床表现,病位在肺卫。上呼吸道感染、感冒可参照本病护理。

辩证:风寒束表征、风热犯表征、暑湿感冒症、气虚感冒症、阴虚感冒症。

一、评估与观察要点

1. 感冒的病因、病位、病性、病程。

2. 体温、寒热、汗出情况。

3. 有无咳嗽、咯痰。

二、护理措施

1. 按中医内科一般护理常规。

2. 适当休息;轻者多休息,重症感冒宜卧床休息,并按高热患者护理。

3. 密切观察体温、寒热、汗出、咳嗽、咯痰、痰色、脉象及服药后反应,服解热药后体温骤降、面色苍白、出冷汗时或药后无汗、体温继续升高、咳嗽、胸痛或热盛动风抽搐时,立即报告医生,配合处理。

4. 风寒感冒者,汤药宜热服,服药后可给予热饮料,或盖被保暖,以助微汗出;风热感冒者,汤药宜温凉服。

5. 饮食以清淡为主,多饮水,忌辛辣、油腻厚味食物。风寒感冒者,宜热食,忌生冷;风热感冒者,可多食蔬菜水果;暑湿感冒者,食用清热解暑食物;气虚感冒者,宜选用温补易消化食物;阴虚感冒者,宜多选清补、易消化食物。

6. 因感冒多次反复发作,情绪低落,鼓励患者树立战胜疾病的信心。

7. 风寒感冒、发热无汗,遵医嘱针刺,中医治法为辛温解表、宣肺散寒,鼻塞流涕,可用热毛巾敷鼻额部或按摩迎香穴;风热感冒口渴,可给予温开水或清凉饮料,或遵医嘱给予鲜芦根煎汤代茶饮,中医治法为辛凉解表,宣肺清热;便秘者,遵医嘱服用中药或中药泡水代茶饮;暑湿感冒,头身疼痛者,遵医嘱针刺或采用刮痧疗法,中医治法清暑解表,芳香化湿;气虚感冒者,遵医嘱艾灸,中医治法为益气解表;阴虚感冒中医治法为滋阴解表。

三、健康教育

1. 慎起居、避风寒、注意劳逸适度。

2. 指导患者自我穴位按摩,坚持每日凉水洗脸,预防感冒。

3. 感冒流行期间,应少去公共场所,可服用板蓝根颗粒,夏季可用藿香泡茶服用,以预防感冒。

四、出院回访

1. 了解患者感冒症状是否消失,给予健康教育,注意防寒保暖,避免着凉。

2. 加强锻炼以增强体质。

3. 注意四时天气变化,天暑地热时,切忌坐卧湿地,汗出勿当风。

4. 症状若不缓解,及时就诊。

第四节　咳嗽护理常规

咳嗽是邪客系肺,肺失宣肃、肺气上逆所致,以咳嗽、咳痰为主要临床表现。病位在肺,涉及肝、脾、肾。多见于呼吸道感染、肺炎、急、慢性支气管炎。

辩证:风寒袭肺、风热犯肺、燥邪伤肺、痰热郁肺、肝火犯肺、痰湿蕴肺、肺阴亏虚。

一、评估与观察要点

1. 咳嗽的病因、病性、病位、病程。

2. 痰液的性状、气味及颜色。

二、护理措施

1. 按中医内科一般护理常规。

2. 咳嗽剧烈者宜卧床休息,必要时取半卧位,痰多者取侧卧位,经常变换体位,将痰排出,必要时协助叩背。

3. 注意观察咳嗽声音、时间、性质、节律和痰液的性状、颜色、气味等特征,以辩证内外虚实,观察有无恶寒发热、发绀、汗出等伴随症状;胸痛气促、久咳、痰中带血;痰呈黄绿色脓性痰,或大咯血时;年老久病,痰不易咯出,出现体温骤降、汗出、尿少、头昏、心悸、嗜睡、四肢不温等脱证时,报告医生,配合处理。

4. 中药汤剂一般宜温服,风寒阳虚者,中药宜热服、药后加盖衣被,以助微微出汗;痰热壅肺、肝火犯肺者,中药宜温凉服。

5. 饮食宜清淡、易消化、富营养,忌肥甘、油腻、辛辣、过咸之品,忌烟酒,多饮水。风热、燥邪犯肺咳嗽宜食清热润肺化痰之品,如:藕粥、梨、枇杷等水果;肺阴虚咳嗽宜食生津、滋阴、润肺、止咳之品,如:银耳百合粥,可多食水果。

6. 情志护理:保持精神愉快,对久咳不愈和肝火犯肺咳嗽的患者,做好情志调护,避免精神刺激,学会自我调节。

7. 临证(症)施护:风寒束肺咳甚者,遵医嘱给予背部大椎、肺俞、风门等穴拔罐;风热、燥邪犯肺咳嗽,干咳、痰少、黏稠难咳,遵医嘱予中药雾化吸入。

三、健康教育

1. 加强锻炼,增强体质,提高免疫能力。

2. 注意四时气候变化,随时增减衣物,注意寒暖,预防感冒。

3. 有咳嗽病史的患者,可做鼻部保健按摩。

四、出院回访

1. 鼓励患者适当户外活动,平时注意身体锻炼,以增强体质。

2. 改善生活环境,消除烟尘及有害气体的污染。

3. 定期来门诊随访,病情变化及时就医。

第五节　肺胀护理常规

肺胀是反复发作迁延不愈,使肺气胀满,不能敛降所致。以胸中胀满,咳嗽咳痰,气短而喘、动后尤显为主要临床表现。病位在肺,涉及心、脾、肾。慢性气管炎、肺气肿、肺源性心脏病等可参照本病护理。

辩证:寒饮束肺证、痰浊阻肺证、痰热郁肺证、痰蒙心窍证、肺肾气虚证。

一、评估与观察要点

1. 咳嗽、咳痰、喘息及痰量、性质、颜色和气味。

2. 动脉血气分析和水、电解质、酸碱平衡等情况。

3. 生活自理能力。

4. 心理社会状况。

二、护理措施

1. 按中医内科一般护理常规。

2. 重症患者卧床休息,胸闷喘息取半卧位。

3. 重症患者做好口腔及皮肤护理,水肿者记录出入量。

4. 鼓励患者咳嗽、排痰,必要时体位引流。

5. 密切观察生命体征、喘息、浮肿、咳嗽、咳痰等变化。出现神志恍惚、面色青紫、痰声辘辘、四肢发凉;胸中闷胀、烦躁不安、舌强难言时,报告医生,配合处理。

6. 中药汤剂一般宜温服,服药后观察效果和反应;化痰降气汤药不宜久煎,服药期间注意保暖。

7. 饮食宜清淡可口、富营养、易消化,忌食辛辣刺激、油腻食物,戒烟酒;寒饮束肺者,忌食生冷水果;痰热郁肺者,可饮清热化痰之品;有心力衰竭和水肿者,给予低盐或无盐饮食;多汗者,注意补液,给予含钾食物;纳呆者,可少食多餐,并注意饮食的色、香、味。

8. 本病缠绵难愈,患者精神负担较重,指导患者自我排解方法,树立战胜疾病信心,积极配合治疗、护理。

9. 痰热郁肺、痰黏稠难咳出时,给予雾化吸入,必要时吸痰,保持呼吸道畅通;出现呼吸困难、呼多吸少、动则喘促、发绀时,立即给予低流量持续吸氧,观察吸氧效果,并做好气管插管或气管切开准备工作,随时准备协助医生进行抢救;躁动不安者,遵医嘱使用镇静药;发热者遵医嘱针刺大椎、合谷等穴位。

三、健康教育

1. 讲解肺胀的相关知识,指导安全用氧。

2. 慎风寒,防感冒,从夏季开始进行耐寒锻炼,如用冷水擦面、背、身,适当参加体育锻炼。

3. 饮食有节,戒烟酒。

4. 指导患者做呼吸肌锻炼,如腹式呼吸、缩唇呼吸。

四、出院回访

1. 咳嗽、咳痰情况。

2. 了解患者是否遵医嘱正确服药,服药后的反应。

3. 是否坚持氧疗以及呼吸肌的锻炼。

4. 了解有无感染征象,定期复查。

第六节　眩晕护理常规

眩晕是指由风阳上扰、痰瘀内阻等导致脑窍失养,脑髓不充,临床上以头晕、眼花为主症的一类病症。眩即眼花,晕即头晕,两者常同时出现,故统称为眩晕。

辩证:风阳上扰、痰浊上蒙、气血亏虚、肝肾阴虚。

一、评估与观察要点

1. 眩晕的病因、病位、病性、病程。

2. 评估生命体征,特别是血压情况。

3. 心理社会状况。

二、护理措施

1. 按中医内科一般护理常规。

2. 重症宜卧床休息,轻症可闭目养神,改变体位时动作要缓慢,避免弯腰、旋转等动作。

3. 定期测量血压和心率。

4. 观察眩晕发作的时间、程度、诱发因素、伴发症状及血压等变化;出现头痛剧烈、呕吐、视物模糊等症状时,应报告医生并配合处理。

5. 中药汤剂宜温服,观察药后效果及反应,眩晕伴呕吐者将药液浓缩,或加入适量姜汁,少量频服。

6. 饮食宜清淡、低盐、低脂、多食含维生素、蛋白质的食物,适当控制饮食,避免高胆固醇食物,忌辛辣、刺激之品、戒烟酒。

7. 关心体贴患者,使其心情舒畅,自觉配合治疗。

8. 眩晕而昏仆不知人事,急按人中穴,并立即报告医生;伴恶心呕吐者,遵医嘱针刺或用梅花针叩打穴位;呕吐严重者,应取侧卧位,及时清理呕吐物。

三、健康教育

1. 保持心情舒畅、乐观。

2. 注意劳逸结合,切忌过劳和纵欲过度。

3. 为避免强光刺激,外出时戴变色眼镜。

4. 不宜从事高空作业。

5. 有高血压病史者要坚持服药,定期测量血压。

四、出院回访

1. 了解血压控制情况,是否遵医嘱坚持服药,了解药物的作用。

2. 加强体育锻炼,增强体质。

3. 起居有常,注意饮食的调摄。

4. 不适随诊。

第七节　胸痹护理常规

胸痹是由于气血亏虚、痰浊、瘀血、气滞、寒凝而引起心脉痹阻不畅,以胸闷胸痛,甚则胸痛彻背、背痛彻心、手足青冷为主要临床表现。病位在心。冠状动脉粥样硬化性心脏病、心包炎、心肌病等可参照本病护理。

辨证:心血瘀阻证、寒凝心脉证、痰浊痹阻证、气阴两虚证、心肾阴虚证、心肾阳虚证。

一、评估与观察要点

1. 胸痛发作时间、部位、性质,程度、持续时间,伴随症状及缓解的方法。

2. 对疾病的认知程度及生活自理能力。

3. 心理社会状况。

二、护理措施

1. 按中医内科一般护理常规。

2. 床边心电监护,配备必要的抢救设备和用物。

3. 卧床休息,协助日常生活,避免不必要的翻动,限制探视,防止情绪波动过大。

4. 保持大便通畅,必要时遵医嘱给予缓泻剂。

5. 评估胸痛的部位、性质、时间,观察心率、心律、血压的变化。观察心电图变化,发现异常波型时,报告医生,并配合处理。记录患者 24 小时尿量;加强夜间观察,注意汗出情况。

6. 中药汤剂一般温服;寒凝心脉,中药汤剂宜热服。

7. 少量多餐,宜进食低脂、低胆固醇、低热量、高维生素、清淡、易消化的食物,避免饮食过饱及服用刺激性的酸、辣食物,心力衰竭者宜低盐饮食。

8. 情志护理:避免情绪紧张及不良刺激。

9. 寒凝心脉、心肾阳虚者,注意防寒保暖,发作时绝对卧床休息,可予热敷、热熨；心血瘀阻者，遵医嘱给予中药茶饮；疼痛时，遵医嘱给予及时、有效、解除疼痛的药物；喘促不得卧者，给予吸氧，半卧位；心搏骤停时立即采取应急措施，配合医生进行抢救。

三、健康教育

1. 保持大便通畅，嘱患者排便时勿屏气，排便不畅时可用开塞露。

2. 合理调整饮食，忌刺激性食物及烟酒，少食动物脂肪及胆固醇含量较高的食物，多吃蔬菜、水果。

3. 保持心情愉快，避免紧张、劳累、情绪激动、感染等诱发因素。

4. 注意保暖，避免受寒，养成良好的生活习惯，保持大便通畅。

5. 按医嘱服药，随身常备硝酸甘油、麝香保心丸等药物，教会患者自测脉搏。

四、出院回访

1. 注意劳逸结合，康复期适当进行康复锻炼。

2. 询问患者及其家属是否学会在病情突然变化时应采取的应急措施。

3. 不适随诊。

第八节 哮病护理常规

因外邪、饮食、情志、劳倦等因素，使气滞痰阻，气道挛急、狭窄所致。以发作性喉中哮鸣有声、呼吸困难，甚则喘息不得平卧为主要临床表现。病位在肺、脾、肾。支气管哮喘、喘息性支气管炎等可参照本病护理。

辨证：寒哮证、热哮证、虚哮证（发作期）、肺气虚证、脾气虚证、肾气虚证（缓解期）。

一、评估与观察要点

1. 既往史、家族病史、发病的诱因及是否接触过敏原。

2. 哮喘病发作的症状及伴随症状。

3. 生活自理能力。

4. 心理社会状况。

二、护理措施

1. 按中医内科一般护理常规护理。

2. 哮喘病发作时卧床休息，取端坐位，立即给予氧气吸入，缓解后可适当下床活动。

3. 密切观察哮喘病发作的时间、特点,咳痰难易、痰色、痰量、神志、面色、汗出、舌脉,发作与季节、气候、饮食和精神等因素的关系以及伴随症状。突然出现呼吸急促,张口抬肩,胸部满闷,不能平卧时;哮病持续发作、汗出肢冷、面青唇紫、烦躁不安时,立即报告医生,配合处理。

4. 中药汤剂一般宜温服,寒哮宜热服,哮喘病发作有规律者,可在发作前1~2小时服药以缓解症状,服药后观察其效果和反应,慎用镇静药,指导患者正确使用气雾剂。

5. 饮食宜清淡、富营养,不宜过饱、过甜、过咸,忌生冷、辛辣、海腥鱼虾之品、烟酒等食物,多汗者嘱多饮水。

6. 保持口腔清洁,每天漱口,注意观察口腔是否有真菌感染,保持床单位清洁、干燥、平整。

7. 解除患者思想顾虑,消除紧张心理,满足患者的心理需求,积极配合治疗与护理。

8. 哮喘病发作时,遵医嘱针刺、拔火罐等;痰热阻肺,痰黄黏稠时,遵医嘱给予中药雾化吸入、翻身叩背;哮病伴有表证发热时,遵医嘱针刺或服用中药。

三、健康教育

1. 起居有常,注意四时气候变化,做好防寒保暖。

2. 居室内切勿放置花草,禁止养宠物及铺设地毯等,戒烟酒,忌食海鲜发物等易引发过敏的食物。

3. 保持良好的情绪,避免激动。

4. 坚持锻炼身体以增强体质,劳逸结合,节制房事。

5. 掌握常用支气管舒张剂的用法、用量。

四、出院回访

1. 询问患者是否去除食物以及环境中的诱因。

2. 了解患者是否有感染的征象。

3. 了解患者是否有良好的情绪积极治疗。

4. 不适随诊。

第九节　消渴护理常规

消渴是以多饮、多尿、多食、形体消瘦,或尿有甜味为特征的病证,根据本证"三多"症状的主次,又分为上消、中消、下消,病位在肺、胃、肾。糖尿病、尿崩症等可参照本病护理。

辨证:燥热伤肺证、胃燥津伤证、肾阴亏虚证、阴阳两虚证。

一、评估与观察要点

1. 既往饮食结构、饮食习惯、家族史。

2. 病程长短、患者对疾病的认知程度及生活自理能力。

3. 并发症。

4. 心理社会状况。

二、护理措施

1. 按中医内科一般护理常规。

2. 遵医嘱定期检查血糖和尿糖的变化,做好记录。多饮多尿者,需记录24小时液体进出量及小便次数,并注意尿液的颜色、气味等。

3. 观察患者饮食情况,每周定时测体重。

4. 观察患者神志、视力、血压、舌脉、皮肤、气味等情况。患者突然出现心慌头晕、出虚汗、软弱无力等低血糖现象时;或有神志改变、恶心呕吐、呼吸加速、呼出烂苹果气味时,报告医生,并配合处理。

5. 严格按医嘱服用降糖类药物,中药汤剂宜温服,安排在两餐之间服用。

6. 遵医嘱进食,控制总热量;严格限制各种甜食以及各种含糖饮料等,禁烟酒。

7. 增强与慢性疾病做斗争的信心,保持乐观情绪,积极配合治疗。

8. 燥热伤肺证,若患者口干舌燥,可给予鲜芦根煎水代茶饮;胃燥津伤证,大便秘结时,可食用多纤维蔬菜或遵医嘱口服通便药;肾阴亏虚证,可进行穴位艾灸;口渴时遵医嘱给予中药泡水代茶饮;出现低血糖时,立即给予糖水或果汁、巧克力、饼干等,必要时遵医嘱给药;有皮肤瘙痒、疖肿、痈疽者,嘱患者切勿搔抓,以免引起皮肤感染。

三、健康教育

1. 向患者讲解饮食疗法,使患者合理安排每日膳食。

2. 指导患者掌握自我监测血糖和尿糖的方法。

3. 讲解本病并发症的表现,如眼部病变、足部感染等,以便及时发现,及时处理。

4. 指导患者起居有常,劳逸结合,积极进行有氧运动。

四、出院回访

1. 是否遵医嘱正确服用降糖药,血糖的控制情况。

2. 运动及饮食结构是否合理,必要时给予相应指导。

3. 告知随身携带糖尿病治疗保健卡,以防发生低血糖时,可采取急救措施。

4. 定期复查。

第十节 胃脘痛护理常规

因胃气郁滞,气血不畅所致。以上腹部近心窝处经常发生疼痛为主要临床表现。病位在胃,涉及肝、脾。急慢性胃炎、胃十二指肠溃疡等可参照本病护理。

辨证:寒邪犯胃证、肝胃气滞证、胃热炽盛证、胃阴亏虚证、食滞胃肠证。

一、评估与观察要点

1. 腹痛的部位、性质、时间、程度、疼痛有无规律性及与饮食的关系。

2. 饮食、生活习惯及既往病史。

3. 心理社会状况。

二、护理措施

1. 按中医内科一般护理常规。

2. 胃痛持续不已、疼痛较剧烈、呕血、黑便者,应卧床休息,缓解后可下床活动。

3. 密切观察疼痛的部位、性质、程度、时间,诱发因素以及与寒热、饮食的关系;注意呕吐物和大便的颜色、形状;胃痛突然加剧,或伴呕血、烦躁不安、血压下降时或者全腹硬满而疼痛拒按时,报告医生,配合处理。

4. 中药汤剂一般宜温服;寒凝气滞者,中药汤剂宜热服。

5. 饮食以质软、少渣、易消化、少量、多餐为原则,戒烟酒、浓茶、咖啡。忌食辛辣、肥甘之品。

6. 帮助患者消除紧张、恐惧等不良情绪的影响,使其保持乐观情绪。

7. 食滞胃痛者,暂时禁食,缓解后逐渐给予全流或半流饮食;胃痛发作可遵医嘱用针剂止痛；虚寒性胃痛者，遵医嘱热敷或药熨胃脘部，或艾灸，或中药膏贴敷。

三、健康教育

1. 禁烟、酒、浓茶、咖啡等刺激性食物。了解患者饮食习惯，必要时推荐食谱，改善原有饮食习惯。

2. 生活规律，劳逸结合，保证睡眠，保持乐观情绪。

3. 指导患者及其家属了解本病的性质，掌握控制疼痛的简单方法，减轻身体痛苦和精神压力。

四、出院回访

1. 如出现疼痛、反酸、呕吐等症状时，及时就医。

2. 了解患者是否做到饮食有节，起居有常。

3. 是否医嘱正确服用药物，了解药物的疗效，定期复查。

第十一节　内伤发热护理常规

因脏腑功能失调、气血阴阳亏虚所致。以低热，少数患者高热，患者自觉身热，五心烦热但体温不高等为主要临床表现。病位涉及各相关脏腑。功能性发热、肿瘤、血液病、内分泌病、结核病、结缔组织疾病等具有发热症状时，可参照本病护理。

辨证：阴精亏耗证、血虚发热证、气虚发热证、气郁发热证、瘀血发热证。

一、评估与观察要点

1. 发热的时间、程度、性质和规律。

2. 生活自理能力。

3. 心理社会状况。

二、护理措施

1. 按中医内科一般护理常规。

2. 高热或有出血倾向者卧床休息。

3. 自汗、盗汗量多者，用干毛巾擦拭后及时更换衣被。

4. 密切观察发热的时间、程度、特性和规律。注意伴发症状，如怕冷、出汗、口渴、面色、舌脉、神志及二便等变化。体温过高或过低，发热程度与伴随症状不符时，报告医生并配合处理。

5. 中汤剂一般宜温服,阴虚发热者宜凉服,气虚发热者宜热服。

6. 饮食以清淡、易消化、富营养为原则,多食新鲜水果和蔬菜,忌煎炸、肥腻、辛辣等助湿生热之品。气虚发热可食健脾益气食物;阴虚发热可食滋阴清热食物;血虚发热可食益气养血之品;肝郁发热可食健脾益气食物。

7. 消除顾虑,鼓励患者树立战胜疾病的信心。

8. 低热盗汗者,遵医嘱可给予中药煎水代茶饮;肠燥便秘者,遵医嘱给予通便药或中药泡水代茶饮。

三、健康教育

1. 提高对内伤发热病症特点的认识,切忌一见发热就滥用辛散解表或苦寒泻火之品,以致耗气伤阴或伤败脾胃。

2. 本病缠绵反复,体温正常后嘱患者仍要注意体温变化。

3. 保持良好的心态,避免急躁、焦虑、忧思等不良刺激。

4. 锻炼身体,以增强体质。

5. 指导正确服用中药。

四、出院回访

1. 询问患者是否按时服药,定时来医院复查。

2. 了解患者是否坚持体育锻炼,增强体质。

第三篇
儿科护理常规

第十八章　儿科护理常规

第一节　儿科常见疾病护理常规

1. 病室环境宜空气新鲜、光线充足。病室每日开窗通风至少 2 次,每次 15~30 分钟,室温以 18~22℃为宜,相对湿度以 50%~65%为宜;按感染和非感染病种分配床位,避免院内感染。

2. 做好入院指导,及时通知医生查看患儿;留熟悉病情的家属,供医生询问病史。

3. 新入院患儿应做好卫生处置。保持患儿皮肤、口腔清洁,保持被褥、衣服整洁。定期沐浴,修剪指甲。口唇干裂者,涂以油剂。危重抢救患儿设翻身卡,防止压疮及并发症。婴幼儿经常保持臀部清洁、干燥,预防臀红。

4. 急性期应卧床休息,注意更换体位。

5. 按医嘱给予相应饮食,注意饮食卫生,如有恶心、呕吐、厌食等应立即报告医生。

6. 患儿每日测体温、脉搏、呼吸 3 次。7 岁以下免测脉搏及呼吸。一般用肛表或腋表测体温。发热患者 30 分钟监测体温一次,直至正常,写好护理记录单并交班。体温不升者,应保暖。入院后测血压(小于 7 岁免测)及体重,以后每周测 1 次并记录。

7. 准确执行医嘱,指导患儿及其家属正确服药,观察药物治疗效果及不良反应。

8. 备好抢救设备及药品,密切观察病情变化。如发现异常,及时报告医生处理。

9. 健全儿科病房安全设施,加强安全护理,做好患儿及其家属的安全教育工作。

第二节 肺炎护理常规

一、评估与观察要点

1. 评估患儿病史。

2. 评估咳嗽性质及痰液的性状,观察有无败血症、感染性休克、急性呼吸窘迫综合征及神经症状。

3. 了解实验室检查如血常规、X 线检查、细菌学检查等结果。

4. 评估患儿及其家属的心理-社会状况。

二、护理措施

1. 按儿科疾病一般护理常规。

2. 保持室内空气清新,室温控制在 18~20℃、湿度 60%。急性期应卧床休息,减少活动。

3. 给予足够的维生素和蛋白质,少量多餐。婴儿哺喂时将头部抬高或抱起,以免呛入气管发生窒息;鼓励患儿多饮水。

4. 监测生命体征,观察面色、神志、皮肤、黏膜、四肢温度、尿量等,关注咳嗽性质及痰液的性状。

5. 烦躁、口唇发绀等缺氧表现的患儿应及早给氧,以改善低氧血症。

6. 保持呼吸道通畅,及时清除患儿口鼻分泌物;经常变换体位,以减少肺部瘀血,促进炎症吸收。指导患儿进行有效的咳嗽,痰液黏稠者,按医嘱给予雾化吸入,雾化用具一人一消毒或一人一套专用。雾化时取坐位或半坐卧位,避免患儿哭吵。雾化吸入后给予患儿洗脸、漱口及拍背。

7. 高热者,头部放置冰袋,根据医嘱给予降温措施。及时更换汗湿的衣物。

8. 保持口腔清洁,做好口腔护理,预防口腔炎。

9. 注意用药剂量、时间及有无配伍禁忌,滴速适当,注意观察药物疗效和不良反应。

10. 做好心理护理。

三、健康教育

1. 保持房间空气流通与温湿度适宜,避免吸烟。

2. 指导家长观察肺炎的早期症状,及时就诊。

3. 小儿衣着适中,以小儿手足温暖为宜。

4. 加强患儿的营养,培养良好的饮食和卫生习惯。形成良好的生活习惯,避免受凉等诱发因素。定期预防接种,加强体育锻炼与耐寒锻炼。

四、出院回访

1. 给予饮食指导。

2. 加强体育锻炼,增强体质,不适随诊。

第三节　热性惊厥护理常规

一、评估与观察要点

1. 询问家长,患儿是否有诱发惊厥的相关脑部疾病或全身性疾病。

2. 评估患儿的惊厥类型、持续时间和发作频率。

3. 评估体温、脉搏、呼吸、意识及瞳孔变化。

4. 评估患儿及其家长心理状况及家庭情况。

二、护理措施

1. 按儿科疾病一般护理常规。

2. 惊厥发作立即就地抢救,予以平卧,头偏向一侧,解开衣领衣服,清除口鼻腔分泌物、呕吐物等,保持气道通畅。

3. 对已出牙患儿在上下白齿间放牙垫,防止舌咬伤,加床栏防坠床,移开可能导致伤害的物品,勿强力按压牵拉患儿肢体,以免骨折脱白,专人守护。

4. 密切观察病情变化,避免各种刺激,保持患儿安静,密切观察体温、脉搏、呼吸、血压、意识及瞳孔变化。

5. 惊厥停止后补充营养和水分,给予高热量、高蛋白、高维生素、易消化的流质饮食或半流质饮食,鼓励患儿多饮水。

6. 加强基础护理,酌情口腔护理 2~3 次/天,保持皮肤清洁卫生。宜给患儿穿宽松、棉质的衣服。

7. 保持输液通畅和水、电解质酸碱平衡。

三、健康教育

1. 指导患儿及其家属了解本病的基本病因、诱因、主要危险因素和危害,掌握本病的康复治疗知识与自我护理方法,尤其是及时控制体温是预防惊厥的关键,教会家长发热时尽早进行物理及药物降温方法。

2. 预防复发,指导家长掌握预防惊厥或发生惊厥时的家庭急救措施。

3. 根据医嘱服用抗惊厥药物。

4. 对于惊厥时间长的患儿注意有无神经系统后遗症,做好后续治疗及康复锻炼。

四、出院回访

1. 给予饮食指导。

2. 加强锻炼,增强体质,避免感冒。

3. 如有神经系统后遗症,加强康复锻炼,不适随诊。

第四节　过敏性紫癜护理常规

一、评估与观察要点

1. 评估患儿病史,了解发病诱因。

2. 观察皮疹的形态、颜色、数量、分布等情况,有无反复出血,注意皮疹变化情况。

3. 评估患儿有无腹痛、便血、关节肿痛等情况。

4. 了解实验室检查如血常规、尿常规等结果。

5. 评估患儿及其家属的心理状况。

二、护理措施

1. 按儿科疾病一般护理常规。

2. 患儿应卧床休息,衣着宜宽松柔软,保持皮肤清洁,防擦伤和抓伤,如有破溃及时处理,防止出血和感染。

3. 饮食宜清淡、易消化的软食,有消化道出血时,限制饮食,给予无渣流食。避免接触可能的各种致敏原。

4. 减轻或消除关节肿痛和腹痛:观察患儿关节肿胀及疼痛情况,保持关节的功能位置,避免在患肢输液。患儿腹痛时应卧床休息,遵医嘱使用肾上腺皮质激素,以缓解关节疼痛和解除痉挛性腹痛。

5. 监测生命体征,观察皮疹形态、颜色、数量、分布,是否反复出现;观察呕吐物、腹痛及便血等情况,严禁腹部热敷,防止消化道出血。

6. 观察尿色、尿量,定时做尿常规检查。若有血尿和蛋白尿,提示紫癜性肾炎,按肾炎护理常规护理。

7. 做好皮肤、口腔护理,预防压疮。

三、健康教育

1. 讲解本病相关知识及护理要点,合理安排膳食,加强营养。

2. 过敏性紫癜可反复发作或并发肾损害,做好患儿及家长的心理护理,取得积极配合。

3. 避免接触可能的过敏原,防止受凉。

4. 指导家长如何观察患儿有无皮肤出血点等情况,定期复查。

四、出院回访

1. 给予饮食指导。

2. 评估患儿皮肤是否完整(有无出血点、瘀斑),不适随诊。

3. 加强身体锻炼,增强体质。

第五节　急性肾炎护理常规

一、评估与观察要点

1. 评估患儿病史,了解患儿在起病前有无上呼吸道感染、猩红热、皮肤感染等链球菌感染史。

2. 评估患儿体温、脉搏、呼吸、血压、神志、体重等。评估水肿的开始时间、部位、程度、发展顺序等。有无颈静脉怒张及肝大,肺部有无啰音、心率是否增快及有无奔马律。观察患儿 24 小时排尿的次数、尿量、尿色及目前用药情况等。

3. 了解实验室检查结果如肝肾功能、尿常规、免疫学及细菌学检查。

4. 评估患儿及其家属的心理、社会支持状况。

二、护理措施

1. 按儿科疾病一般护理常规。

2. 急性期两周内应卧床休息,水肿消退、血压降至正常或平稳者、肉眼血尿消失后,可在室内轻微活动;3 个月内避免剧烈活动,血沉正常可上学,但需避免体育活动;尿沉渣细胞绝对计数正常后方可恢复体力活动。

3. 按医嘱给予饮食。水肿明显时,限制钠盐的摄入;严重者限制在 60mg/$(kg \cdot d)$;有氮质血症时限制蛋白质的入量,可给优质动物蛋白 0.5g/$(kg \cdot d)$;在尿量增加、氮质血症消除后可恢复正常饮食。

4. 观察尿量、尿色,准确记录 24 小时出入水量。如尿量持续减少,出现头痛、恶心、呕吐、血压升高等,要警惕急性肾功能衰竭及高血压脑病的发生,密切观察呼吸、心率、脉搏及血压等变化,警惕严重循环充血的发生。

5. 加强口腔护理,保持皮肤清洁、干燥;防止交叉感染,避免受凉感冒;经常更换体位,阴囊水肿严重者,可用棉垫或吊带托起。

6. 水肿期每日测体重 1 次。

7. 做好患儿及其家长的心理护理,减轻患儿及其家长的恐惧、紧张、焦虑情绪。

三、健康教育

1. 加强体育锻炼,增强体质,预防感染。对于链球菌感染者,应于 2~3 周内密切观察尿常规变化,早期发现肾炎。

2. 强调合理饮食的重要性。

3. 防蚊虫叮咬及皮肤感染。

4. 强调限制患儿活动是控制病情进展的重要措施,尤以前 2 周最为关键。

四、出院回访

1. 给予饮食指导。

2. 定期复查尿常规。

3. 询问家属,患儿尿色是否清亮,如有异常及时就诊。

4. 合理休息,加强体育锻炼。

第六节　急性中毒护理常规

一、评估与观察要点

1. 尽快了解毒物的名称、中毒现场与周围环境,中毒时间、症状,进入体内的量和途径。

2. 评估患儿皮肤颜色、瞳孔大小、口腔黏膜溃烂、呕吐物、胃液或大小便中有无毒物残渣等,检查衣服或皮肤上是否残留有毒物。

3. 观察呼吸的频率、深浅,评估呼出的气体是否有特殊异味。

4. 观察患儿意识神态及神经反射,评估有无神经系统改变。

5. 观察患儿洗胃、用药后的生命体征变化,监测尿量,了解肾功能。

二、护理措施

1. 立即终止接触毒物。

2. 迅速清洗体内尚未被吸收的毒物。

3. 口服中毒者采取催吐、洗胃、导泻及洗肠等措施。

（1）年龄较大、神志清楚且能合作的患儿，毒物摄入后 4~6 小时内可使用催吐，越早越好。

（2）服入毒物 6 小时内根据毒物性质选择合适的洗胃液进行洗胃。原因不明时可用温盐水或温水洗胃，准确判断胃管的位置，每次灌入液体的量不应超过该患儿年龄胃容量的 1/2，回流液体尽可能抽出。强酸强碱等腐蚀剂中毒者忌洗胃，可口服牛奶、豆浆、蛋清中和，保护胃黏膜。

（3）中毒在 6 小时以上，毒物进入肠道或已进行催吐或洗胃者可给予 50% 硫酸镁或 20% 甘露醇 50~100ml 导泻，避免应用油类泻剂。

（4）中毒时间 4 小时以上，可行全肠高位连续灌洗，用 0.9% 温盐水或清水，儿童约用 1500~3000ml，直至洗出液变清为止。

4. 吸入毒物患儿应尽快使其脱离现场，解开衣服，平卧、保暖，吸入新鲜空气，给予氧气吸入，保持呼吸道通畅。

5. 经皮肤和黏膜吸收的毒物，一般用清水（不可用热水）彻底清洗体表毛发及甲缝。

6. 密切监测生命体征变化，控制惊厥，防止呼吸循环衰竭、急性肺水肿、脑水肿、肾功能衰竭发生，备好各种抢救物品及药物。

三、健康教育

1. 看护好自己的小孩。口服药物、日常使用的灭虫、灭蚊、灭鼠等剧毒物品应放置在小儿拿不到的地方，家长喂药前要认真核对药瓶标签、用量及服法，对变质、标签不清的药物切勿服用。

2. 促进已吸收的毒物排泄，利尿排毒，透析疗法，换血疗法及高压氧疗法。

3. 普及防毒知识及自救防护知识。

四、出院回访

1. 给予饮食指导。

2. 做好患儿安全防护措施的宣教。

3. 不适随诊。

第七节 支气管哮喘护理常规

一、评估与观察要点

1. 评估患儿家族史,患儿生长发育是否正常,引起哮喘的诱因:有无接触变应原、感染或其他因素。

2. 评估患儿的生命体征,是否为哮喘持续状态,评估呼吸的频率及深浅。

3. 了解患儿的家庭经济情况、父母对本病的认知程度及患儿家长的心理状况。

二、护理措施

1. 按儿科疾病一般护理常规。

2. 病床清洁、病室通风、安静,温湿度适宜,避免有害气味及强光刺激,尽量查清及避免接触过敏原,以减少诱发哮喘发作。

3. 维持呼吸道通畅,缓解呼吸困难。

(1)取坐位或半卧位,以利于呼吸;给予鼻导管或面罩给氧,定时进行血气分析,及时调整氧流量,保持 PaO_2 在 70~90mmHg(9.3~12.0kPa)。

(2)遵医嘱给予支气管扩张剂和糖皮质激素,并且评价其效果和不良反应。

(3)雾化吸入、胸部叩击或震荡,以促进分泌物排出;对痰液较多而无力咳出者,及时吸痰。

(4)保证患儿摄入足够的水分,以降低分泌物的黏度,防止痰栓的形成。

(5)若有感染,遵医嘱给予抗生素。

(6)指导并鼓励患儿做深而缓慢的呼吸运动。

4. 密切观察病情变化,监测生命体征,注意呼吸困难的表现。

5. 作好心理护理,哮喘发作时,守护并安抚患儿。

三、健康教育

1. 指导呼吸运动,以加强呼吸肌的功能。

2. 介绍用药方法及预防知识,多进行户外运动,增强体质,预防呼吸道感染。

3. 指导患儿家长确认哮喘发作的诱因,避免接触可能的过敏原,去除各种诱发因素。教会患儿及其家长选用长期预防与快速缓解的药物,正确、安全用药。

四、出院回访

1. 锻炼身体,增强体质。

2. 避免接触引起哮喘的过敏原。

3. 给予饮食指导。

4. 遵医嘱服用药物,不适随诊。

第八节　婴幼儿腹泻护理常规

一、评估与观察要点

1. 评估喂养史及营养状况,了解人工喂养患儿所用乳品种类、冲调方法、喂养次数及量,了解添加辅食及断奶的情况。注意有无不洁饮食史、食物过敏史等。

2. 注意腹泻开始的时间,观察大便次数、颜色、性状、量、气味等。评估有无发热、呕吐、腹胀、腹痛、里急后重等症状。了解有无其他疾病及长期使用抗生素病史。

3. 评估肛门周围皮肤有无红臀及破损。

4. 了解实验室检查结果,如大便常规、血常规等。

5. 评估患儿生命体征及体重、有无脱水及水电解质失衡情况。

6. 评估患儿及家长心理—社会状况。

二、护理措施

1. 按儿科疾病一般护理常规。

2. 调整饮食,卧床休息。

3. 加强口腔护理和皮肤护理。

4. 严格执行消毒隔离,管理好粪便及呕吐物,以免交叉感染。

5. 保持皮肤完整性,预防尿布皮炎的发生。每次便后用温水清洗臀部并擦干,以保持皮肤清洁、干燥。

6. 密切观察病情

(1)监测生命体征:如神志、体温、脉搏、呼吸、血压、体重、尿量等。体温过高时应给患儿多饮水、擦干汗液、及时更换汗湿的衣服,并予头部冰敷等物理降温。

(2)观察大便情况:观察并记录大便次数、颜色、气味、性状、量,作好动态比较,为输液方案和治疗提供可靠依据。

(3)观察全身中毒症状:如发热、精神萎靡、嗜睡、烦躁等。

(4)观察水、电解质和酸碱平衡紊乱症状:如脱水情况及其程度、代谢性酸中毒表现、低钾血症表现。按医嘱及补液原则补充体液及电解质。

三、健康教育

1. 加强科学育儿知识宣传,做到合理喂养。鼓励母乳喂养。添加辅食要循序渐进,避免夏季断奶。防止过食、偏食及饮食结构突然改变。

2. 注意保持食物新鲜、清洁,食具严格消毒,避免肠道感染。教育儿童饭前便后洗手,勤剪指甲。避免长期滥用广谱抗菌药物。

3. 勤换尿布,保持肛周清洁,防止臀红和尿道感染。

4. 加强体格锻炼,适当户外活动。及时添减衣物,避免感冒。

四、出院回访

1. 给予饮食指导。

2. 进行卫生宣教。

3. 询问家属,患儿大便性状、次数、颜色是否正常,不适随诊。

第九节　皮肤黏膜淋巴综合征护理常规

一、评估与观察要点

1. 评估患儿体温及皮疹情况,评估颈部淋巴结肿大及眼结膜、口腔黏膜充血情况,有无杨梅舌及肛门脱屑等情况。

2. 评估患儿、家长心理及家庭经济条件。

二、护理措施

1. 按儿科疾病一般护理常规。

2. 密切监测体温变化,鼓励患儿多饮水,进行物理降温。高热时,遵医嘱口服退热药。密切观察患儿有无高热惊厥现象,一旦发生立即抢救。注意防止高热降温后引起的脱水或虚脱现象。

3. 患儿出现皮疹,且出现指(趾)端脱皮时,应保持皮肤清洁,保持床单位整洁、干燥,被褥、衣裤应柔软。剪短患儿指甲,防止抓伤皮肤。对半脱痂皮者,用清洁剪刀剪除,叮嘱患儿及其家长避免人力撕脱,应待其自然脱落,以免引起感染。

4. 急性期患儿应绝对卧床休息,降低机体耗氧量,保护心脏。密切监测患儿有无心血管损害的表现,尤其对冠状动脉有改变者应避免剧烈活动。

5. 保持口腔清洁,口唇干燥时可涂护唇油。用软毛牙刷刷牙。给予清淡的高热量、高维生素、高蛋白的流质或半流质饮食。禁食生、辛、硬的食物。

6. 静脉输注丙种球蛋白等血液制品时,要严格执行三查八对制度和无菌操作原则,严格控制滴速,注意观察有无过敏反应及心力衰竭的发生。叮嘱患儿及其家属阿司匹林应在饭后服用,同时服用制酸剂或胃黏膜保护剂。

三、健康教育

1. 指导患儿及其家属了解本病的基本病因、临床表现、主要危险因素和危害。给予心理支持。

2. 合理营养,循序渐进地进行运动,增强体质。

3. 注意观察患儿有无心血管损害症状,如面色苍白、精神萎靡、脉搏加快等,一旦发现异常,立即与医生联系。

四、出院回访

1. 遵医嘱服用药物。

2. 给予饮食指导。

3. 定期带患儿复查,对于冠状动脉病变的患儿,于出院后 1 个月、3 个月、6 个月及一年全面的检查一次,有冠状动脉损害者密切随访。

第十节　溺水护理常规

一、评估与观察要点

1. 迅速了解溺水时间、水温、水的性质(淡水、海水、粪水等)。

2. 评估获救时患儿的意识状态、有无自主呼吸、心率、瞳孔大小、对光反射、体温、血压及呼吸道分泌物、异物的量及性质。

3. 了解实验室如血气分析等结果。

4. 了解患儿及其家属心理状况。

二、护理措施

1. 保持呼吸道通畅,清除口腔及鼻咽分泌物。无呼吸者立即行气管插管,吸出肺及气管内水分和污物,并使用人工呼吸机辅助呼吸。

2. 无心跳者立即心肺复苏,进行胸外心脏按压,遵医嘱给予1:10000肾上腺素。

3. 置胃管抽出胃内水分及污物,避免引起窒息。观察有无腹胀、咖啡样物、出血,以便在早期发现胃肠功能障碍。记录 24 小时出入水量。

4. 建立静脉通道,静脉滴入药物,控制感染,改善循环状态,纠正酸碱平衡。

5. 监测生命体征变化,有无神经系统改变,防止窒息、呼吸心跳停止、酸中毒及脑组织缺氧引起的肺水肿及脑水肿。

6. 注意保暖,积极复温。做好基础护理,预防并发症的发生。

7. 患儿恢复呼吸、心跳后,即可做高压氧治疗。

三、健康教育

1. 做好安全意识及保护措施的宣教,教育小儿不可独自或结伴去无安全措施的池塘、江河玩水或游泳。

2. 绝不可将婴幼儿单独留在澡盆中。

3. 加强在家庭、学校、社区人群心肺复苏应急培训,提高自救能力。

四、出院回访

加强安全防范意识,对于无独立生活能力的小儿,家长应加强监管。

第十一节　急性感染性喉炎护理常规

一、评估与观察要点

1. 评估是否有上呼吸道感染病史。

2. 评估喉黏膜的情况,有无声嘶或失声。

3. 评估患儿生命体征的变化,注意呼吸的频率、深浅。

4. 了解患儿家庭经济情况以及父母对本病的认知程度。

二、护理措施

1. 按儿科疾病一般护理常规。

2. 取半卧位,卧床休息,减少活动,避免哭闹,集中护理。

3. 改善呼吸功能,保持呼吸道通畅;烦躁时可服用镇静剂,室内保持空气流通,维持室内湿度在 60% 左右。

4. 给予高蛋白、多种维生素、易消化的流质饮食或半流质饮食,耐心细致地喂养,避免患儿进食时发生呛咳。

5. 密切观察病情变化,根据患儿三凹征、喉鸣、青紫及烦躁的表现来判断缺氧的程度;及时抢救喉梗阻,做好气管切开的准备,以免因吸气性呼吸困难而窒息致死。

6. 发生呼吸困难、发绀时,给予氧气吸入。

7. 给予高压泵雾化吸入,减轻喉头水肿,一般情况下不主张吸痰。

三、健康教育

1. 加强户外活动,增强体质,提高抗病能力。

2. 注意气候变化,及时增减衣服,避免感寒受热。

3. 指导家长观察患儿出现喉梗阻的表现。

四、出院回访

1. 在感冒流行期间,尽量减少外出,以防传染。

2. 生活要有规律,饮食有节,起居有常,避免着凉。

3. 保持口腔卫生,养成晨起、饭后和睡前刷牙漱口的习惯。

4. 患儿如出现声嘶、失声,及时就医。

第十二节 病毒性脑炎护理常规

一、评估与观察要点

1. 评估患儿头痛、呕吐及体温情况,评估有无意识及躯体移动障碍。

2. 评估患儿用药后反应。

3. 评估实验室脑脊液或其他检查项目结果。

4. 评估疾病的预后情况。

5. 评估患儿及其家长心理状态及家庭情况。

二、护理措施

1. 按儿科疾病一般护理常规。

2. 监测体温,观察热型及伴随症状。遵医嘱给予物理降温或药物降温,及时更换衣物。保证患儿摄入足够的液体量。

3. 腰穿前,根据医嘱予镇静处理,术后去枕平卧 4~6 小时,防止脑压过低引起头痛。

4. 做好心理疏导,以减轻其不安与焦虑情绪;为患儿提供专科护理及生活护理,加强安全防范措施,遵医嘱予镇静药并观察疗效。

5. 昏迷的患儿取侧卧位,定时翻身及按摩皮肤,防止压疮。密切观察瞳孔及呼吸,并保持呼吸道通畅。给氧,如有痰液堵塞,立即行气管插管吸痰。对昏迷或吞咽困难的患儿,应尽早给予鼻饲,做好口腔护理。有呕吐的患儿,及时清理口鼻呕吐物,防误吸。

6. 发生惊厥时遵医嘱给予镇静、止痉药物。置压舌板或舌垫于上齿与下齿之间,取侧卧位,适当应用约束带;保持呼吸道通畅;预防骨折及其他损伤。

7. 如患儿出现烦躁不安、意识障碍,应警惕是否存在脑水肿。

8. 积极促进机体脑功能、肢体功能的恢复。

三、健康教育

1. 向患儿和家长介绍病情、用药指导及护理方法,做好心理护理,增强患儿及家庭照顾能力和信心。

2. 保持瘫痪肢体于功能位置。病情稳定后,及早督促患儿进行肢体的被动或主动功能锻炼,活动时要循序渐进,加强保护措施,防碰伤。

3. 向家长宣传有关本病的防治及急救知识。指导家长掌握肢体运动功能锻炼、智力训练、语言训练的方法,树立治疗疾病的信心。

四、出院回访

1. 加强体格锻炼,增强体质。

2. 了解患儿是否坚持智力训练和肢体功能锻炼。

3. 定期复查。

第十三节　急性扁桃体炎护理常规

一、评估与观察要点

1. 评估患儿扁桃体肿大的程度。

2. 了解饮食情况。

3. 观察患儿用药后,咽痛情况是否减轻。

4. 评估患儿、家属对本病的认知程度。

二、护理措施

1. 按儿科疾病一般护理常规。

2. 卧床休息,保持安静,避免哭闹、喊叫。

3. 保持舒适的环境,温湿度适宜。

4. 给予营养丰富、易消化、无刺激性的流质饮食或半流质饮食;少量多餐,对拒食者可采用静脉补充营养,维持水电解质平衡;鼓励患儿多饮水,同时保持大便通畅。

5. 定时监测体温、脉搏、呼吸,观察病情变化,发现异常情况立即报告医生并处理。

6. 做好口腔护理。

7. 高热患儿,及时给予物理或药物降温,以防发生惊厥。咽痛剧烈时,遵医嘱使用喷雾剂,以减轻疼痛。

8. 晨起采集咽拭子培养标本,选用敏感有效抗菌药物,以控制感染,防止并发症的发生。

9. 用药后观察药物疗效及不良反应。

三、健康教育

1. 指导家属及时为患儿增减衣服,防止感冒后扁桃体炎复发。

2. 给予营养丰富、无刺激的流质饮食或半流质饮食。

3. 指导家属了解本病的基本病因、主要危险因素和危害,掌握本病的康复治疗知识与自我护理方法。

四、出院回访

1. 加强体格锻炼,增强体质。

2. 饮食指导。

3. 在流感季节尽量少到人多聚集的地方,以防传染,不适随诊。

第十四节　手足口病护理常规

一、评估与观察要点

1. 评估患儿有无接触史。

2. 注意观察病情及生命体征,注意有无神经系统损害表现,有无精神差、嗜睡、易惊及肢体抖动等。

3. 注意有无发热、呕吐、腹泻,注意皮疹出现的部位和演变,有无并发脑膜炎、脑炎、心肌炎的症状。

4. 评估患儿及其家属的心理、社会支持状况。

二、护理措施

1. 按儿科疾病一般护理常规。

2. 按传染病一般护理常规。

3. 按呼吸道、消化道及接触隔离。

4. 患儿床褥、衣物宜柔软,及时更换,保持皮肤清洁,防止抓挠皮肤;疱疹未破溃处涂炉甘石洗剂,疱疹已破溃者、有继发感染者,局部用抗生素软膏。

5. 保持口腔清洁,防止感染。

6. 维持正常体温,保持室内适宜温湿度,汗湿的衣被及时更换;密切监测患儿体温并记录,及时采取物理降温或药物降温措施;鼓励患儿多饮水。

7. 嘱患儿进食营养丰富、易消化、无刺激性的流质饮食或半流质饮食,减少对口腔黏膜的刺激。

8. 观察病情

(1)观察体温变化,包括入院时和降温处理后。

(2)观察有无嗜睡、意识模糊、昏睡、昏迷。

(3)观察呼吸节律、频率的改变,有无口唇发绀和肺部啰音,是否口吐白色、粉红色或血性泡沫痰。

(4)观察精神状态,是否头痛、呕吐、惊跳、抽搐、肌张力下降、脑膜刺激征等。

(5)观察患儿有无面色苍白、心率加快、四肢发凉、指(趾)发绀、肝肿大、血压升高或降低。

(6)观察药物的作用及不良反应。

三、健康教育

1. 指导患儿及其家属了解本病的基本病因、主要危险因素和危害。告知患儿家属本病的早期症状和就诊时机,掌握本病的治疗知识与自我皮肤、口腔护理方法。

2. 观察有无继发性感染的征兆,如皮肤感染、上呼吸道感染、肾脏损害的症状,及时报告医生,调整治疗。

3. 一旦患儿确诊为手足口病,应避免与外界接触。一般需隔离2周,用物要彻底消毒,房间及时通风,保持空气新鲜和温湿度适宜。

四、出院回访

1. 进行卫生宣教。

2. 指导皮肤及口腔护理。

3. 给予饮食指导。

4. 加强体育锻炼,增强体质,不适随诊。

第十五节　传染性单核细胞增多症护理常规

一、评估与观察要点

1. 评估患儿有无密切的 EB 病毒感染者接触史。

2. 评估患儿有无发热、淋巴结肿大、咽痛、肝脾肿大及皮疹情况。

3. 评估实验室结果如血常规、肝功能、骨髓象等。

4. 评估患儿、家长心理状况及家庭情况。

二、护理措施

1. 按儿科疾病一般护理常规。

2. 按呼吸道、接触隔离,防止交叉感染。

3. 应严密观察体温变化,及时做好降温处理。密切观察患儿的面色、脉搏、呼吸、血压、意识及四肢末梢循环等。出汗较多者应及时擦干汗液和更换衣裤,及时补充水、电解质,多饮温开水,做好口腔护理。

4. 发病初期应卧床休息 2~3 周,减少机体耗氧量,避免心肌受累。

5. 给予清淡、易消化、高蛋白、高热量饮食。

6. 注意保持皮肤清洁,衣服应质地柔软、清洁干燥,避免刺激皮肤。保持手的清洁,剪短指甲,勿搔抓皮肤,防止皮肤破溃感染。

7. 肝大、转氨酶高时,遵医嘱予以护肝治疗。脾大的患儿 2~3 周应避免与腹部接触的运动,以免发生外伤引起脾破裂。

8. 护士应耐心解释各类药物的作用、不良反应及注意事项,指导正确用药。

9. 由于该病病情复杂、高热持续时间长、外周血中可见变异的淋巴细胞,患儿及其家长思想负担重,应做好患儿及其家属的心理疏导和安抚工作。

三、健康教育

1. 详细讲解此病与白血病的区别,减轻患儿及其家属的紧张、恐惧心理。

2. 加强体格锻炼,适当进行户外活动。衣着合适,避免感冒,多饮水。

3. 合理营养,增强体质。注意个人卫生,防止交叉感染。

四、出院回访

1. 给予饮食指导。

2. 定期复查血常规(包括异型淋巴细胞)、肝肾功能。

3. 加强体格锻炼,增强体质,不适随诊。

第十六节　麻疹护理常规

一、评估与观察要点

1. 评估有无麻疹接触史,评估患儿营养状况及既往史、出疹顺序、口腔黏膜改变及出疹伴随症状等情况。

2. 评估患儿实验室检查结果,如细胞学和病毒抗原检查、血清抗体检测等。

3. 评估患儿及家长心理状况及家庭情况。

4. 评估患儿有无并发症发生。

二、护理措施

1. 按儿科疾病一般护理常规。

2. 按传染病一般护理常规。

3. 按呼吸道及接触隔离,隔离至出疹后 5 天,并发肺炎者延长至出疹后 10 天。

4. 卧床休息至皮疹消退、体温正常。保持适宜的温湿度,避免直接风吹。监测体温,处理高热兼顾透疹,体温高于 40℃时可根据医嘱用小量退热剂或温水浴,防止惊厥发生,避免急骤退热,忌用醇浴、冷敷,以免影响出疹,导致并发症。

5. 及时评估出疹情况。保持床单整洁干燥与皮肤清洁,修剪指甲,防抓伤皮肤继发感染。

6. 保持口腔清洁舒适,可用生理盐水或漱口液洗漱口腔;室内光线柔和,眼部因炎性分泌物多而形成眼痂者,应用生理盐水清洗双眼,再滴入抗生素眼药水或眼膏,并加服鱼肝油预防干眼症;防止眼泪及呕吐物流入耳道,引起中耳炎。

7. 给予清淡易消化、营养丰富的流质及半流质饮食,鼓励多饮水。恢复期应添加高蛋白、高能量及多种维生素的食物。

8. 麻疹并发症多且重,为及早发现,应密切观察病情。出疹期注意有无肺炎、喉炎及脑炎等并发症的发生。

三、健康教育

1. 向家长介绍麻疹的主要临床表现、常见并发症及预后,并说明隔离的重要性。

2. 接种疫苗是预防麻疹最经济、最有效的方法。孩子如因各种情况漏种麻疹疫苗，家长要主动和辖区预防接种单位联系尽早进行补种。

3. 流行季节尽量避免到人群密集的超市、广场等公共场所。

四、出院回访

1. 进行卫生宣教。

2. 进行饮食指导。

3. 加强体育锻炼，增强体质，不适随诊。

第十九章　新生儿科护理常规

第一节　新生儿常见疾病护理常规

1. 保持病房空气流通、光线充足,室温 22~24℃,湿度 55%~65%。

2. 严格执行消毒隔离制度,防止医院感染。

3. 新入院患儿:洗澡(危重者除外)、体检、更衣、戴腕带(腕带上应包含姓名、性别、床号、住院号、年龄等信息),同时与家属核对腕带上的信息。测体重,做好四测,安排床位,通知医生。

4. 每日测体温 3 次,将早产儿及低体温者放置在暖箱;发热患者一般遵医嘱给予物理降温,同时密切观察体温变化。

5. 保持床单位整洁,体位舒适,保持皮肤清洁,病情允许者每日洗澡 1 次,勤换尿片,防止出现红臀。

6. 遵医嘱经口或胃管喂养,喂奶时应抱起或抬高患儿头背部,喂奶后宜取右侧卧位;喂奶前注意是否有胃潴留、腹胀、呕吐等喂养不耐受情况,同时做好口腔护理。

7. 脐带每日常规用 75% 的酒精消毒 2~3 次,注意有无继发感染。

8. 正确留取检验标本。新入院患儿,未给氧之前采集血气标本;给氧患儿更改给氧方式时,须在原给氧方式下采集血气标本。痰培养标本应在使用抗菌药物之前采集。

9. 每周测体重 2 次,早产儿(<2500g)每日测体重 1 次。

10. 危重患儿遵医嘱给予心电监护,随时评估生命体征、面色、皮肤颜色、哭声及自主活动等,加强巡视,发现异常情况及时报告医生。

11. 妥善固定各种管道,贴好标识。

12. 严格、及时、准确地执行医嘱。

13. 及时、准确填写护理记录单,严格执行床旁交接班制度。

14. 患儿出院时,落实身份识别制度,并做好体查及更衣。

15. 向家属做好母乳喂养知识及健康宣教。

第二节　早产儿护理常规

一、评估与观察要点

1. 评估患儿的病史,了解患儿体重、出生胎龄、成熟度,有无缺氧症状。

2. 观察患儿的生命体征、精神反应、哭声、面色、皮肤颜色、肢体末梢温度、反射、有无腹胀及大小便情况,是否发生呼吸暂停。

3. 评估患儿家长的心理、家庭经济情况及父母对早产儿认知程度等。

二、护理措施

1. 按新生儿疾病一般护理常规。

2. 室温应在 24~26℃,相对湿度 55%~65%。

3. 根据早产儿的体重、出生胎龄、成熟度及病情,给予不同的保暖措施,加强体温监测。体重小于 2000g 者,应尽早置温箱中保暖,选择适中温湿度;暴露操作应在远红外辐射床保暖下进行。

4. 维持有效呼吸,保持呼吸道通畅,出现发绀时应在检查原因的同时给氧,吸入氧浓度以维持动脉血氧分压 50~80mmHg 或经皮血氧饱和度在 90%~95% 为宜,呼吸暂停者给予弹足底、拍背以刺激皮肤等处理,或行复苏囊面罩加压给氧,必要时机械正压通气。

5. 执行保护性隔离,严格执行消毒隔离制度,防止发生交叉感染。

6. 提倡母乳喂养,无法母乳喂养时采用早产儿配方乳喂养。喂奶量根据早产儿耐受力而定,以不发生胃潴留、呕吐、腹胀为原则。吸吮或吞咽差者可予鼻饲或静脉营养。准确记录每日出入水量、体重,及时调整喂养方案,加强营养。

7. 加强巡视,积极观察患儿的生命体征、精神反应、哭声、面色、皮肤颜色、肢体末梢温度、反射、进食、有无腹胀及大小便等情况,注意观察有无呼吸暂停发生,监测血糖。

8. 治疗和护理应集中进行,减少声光刺激,创造舒适的环境。

三、健康教育

1. 指导科学育儿知识,鼓励母乳喂养、按需哺乳。

2. 指导家长监测体温的方法并注意保暖。

3. 指导患儿家属做好各项基础护理,做好消毒隔离,预防感染。

四、出院回访

1. 了解患儿生长发育情况,对抚养过程中遇到的问题随时进行指导。

2. 告知家长,定期带婴儿到保健门诊检查,定期进行预防接种。

3. 做好母乳喂养相关知识的健康宣教。

第三节　新生儿高胆红素血症护理常规

一、评估与病情观察

1. 了解患儿的病史,是否有母婴血型不合等原因。

2. 评估患儿的临床表现,检查皮肤及脐带有无感染;评估患儿黄疸的程度;了解患儿的精神状况、喂养情况、肌张力、大小便颜色等。

3. 了解实验室检查如肝功能、血常规和感染指标等结果。

4. 评估患儿家长的心理及社会支持状况。

二、护理措施

1. 按新生儿疾病一般护理常规。

2. 护理人员应按需调整喂养方式如少量多次、间歇喂养等,保证奶量摄入。

3. 光照疗法的护理按光照疗法护理常规。

4. 严密观察病情。

(1)观察皮肤、巩膜黄染程度;监测生命体征,尤其在光疗时,及时发现体温及呼吸异常并处理。

(2)观察患儿神经系统症状,如果患儿出现拒食、嗜睡、肌张力减退等胆红素脑病的早期表现,立即通知医生,做好抢救准备。

(3)观察大小便颜色、性质、量,如胎粪排出延迟,应予积极处理,促进胆红素及大便的排出。

5. 遵医嘱给予肝酶诱导剂和白蛋白以加速未结合胆红素的转化、排出,减少胆红素脑病的发生。

6. 必要时做好换血治疗的准备。

7. 向家长讲解本病相关知识及预后,减轻患儿家长焦虑、担忧的情绪。

三、健康教育

1. 向家长介绍黄疸的有关知识,指导家长学会对黄疸的观察,以便早期发现问题,及时就诊。

2. G-6PD 酶缺乏者,忌食蚕豆及其制品,衣物保管时切勿放樟脑丸,注意药物选用,以免诱发溶血。

3. 母乳性黄疸,可继续母乳喂养,严重者暂停母乳喂养,待黄疸消退后再恢复母乳喂养。

四、出院回访

1. 了解患儿出院后黄疸消涨的情况,定期复查。

2. 根据病因,告知相关的注意事项和观察方法。

3. 做好母乳喂养相关知识的宣教。

第四节　光照疗法护理常规

一、评估与观察要点

1. 了解患儿诊断、日龄、体重、黄疸的范围和程度、胆红素检查结果,评估患儿的生命体征、精神反应等。

2. 检查光疗箱性能是否完好,是否已清洁和消毒,处于备用状态。

3. 环境合适,温湿度适宜。周围适当遮挡,避免光疗箱发出的光线影响其他患儿。

二、护理措施

1. 治疗前清洁光疗箱,特别注意清除灯管及反射板的灰尘;箱内湿化器水箱内加灭菌用水,2/3 满为宜。

2. 检查线路及灯管亮度。接通电源,预热光疗箱,使箱温升至患儿适宜温度,相对湿度 55%~65%。

3. 将患儿全身裸露,用尿布遮挡会阴部,佩戴避光眼罩。将患儿放入已预热好的光疗箱中,记录入箱时间。光疗过程中,应使患儿皮肤均匀受光,尽量使身体广泛照射。若使用单面光疗箱,一般每两小时更换体位 1 次。俯卧照射时以免口鼻受压,影响呼吸。医护人员为患儿进行检查、治疗、护理时,须戴墨镜。

4. 光疗过程中,按需喂养,保证水分及营养的供给,必要时遵医嘱静脉输液。

5. 监测体温和箱温:光疗时,每两小时测体温 1 次或根据病情随时测量,维持体温在 36.5~37.5℃为宜;根据体温调节箱温,如体温大于 37.8℃或小于 36℃时,暂停光疗,告知医生,体温恢复正常后再继续治疗。

6. 观察患儿精神反应、呼吸、脉搏、皮肤颜色和完整性、大小便、四肢张力有无变化及黄疸进展程度,同时做好记录,如有异常及时报告医生,妥善处理。

7. 光疗结束后,做好记录,倒尽湿化器水箱内的灭菌用水,做好光疗箱的清洗、消毒工作。

三、健康教育

1. 向家长做好黄疸疾病的相关指导,使家长了解病情及光照疗法的治疗原理和注意事项。

2. 告知家长,应保持患儿皮肤清洁,及时修剪指甲,皮肤不要涂抹爽身粉或油剂。

四、出院回访

1. 了解患儿的黄疸消涨情况,定期监测胆红素指标。

2. 了解患儿生长发育情况。

3. 做好母乳喂养相关知识的宣教,除有医学指征,纯母乳喂养 4~6 个月之后,逐步添加辅食。

第五节　新生儿坏死性小肠结肠炎护理常规

一、评估与病情观察

1. 观察患儿生命体征及末梢循环,警惕中毒性休克的发生。

2. 观察精神状态、面色、腹胀、呕吐、腹泻、便血等症状,警惕肠穿孔的发生。

3. 评估患儿家长的心理状态、家庭经济情况以及父母对本病的认知程度等。

二、护理措施

1. 按新生儿疾病一般护理常规。

2. 严格执行消毒隔离制度,坚持无菌操作原则。各项检查、治疗、护理前洗手,严防交叉感染。

3. 予以禁食,腹胀明显时给予胃肠减压,静脉维持能量和水电解质平衡。腹胀消失、大便潜血转阴后,逐渐恢复喂养,喂奶期间注意观察腹胀、呕吐及胃潴留等情况,如进食后出现呕吐或胃潴留,应再次禁食至症状消失。

4. 严密观察生命体征,注意观察引流液的色、量、性质。详细记录大便的次数、性质、颜色及量,及时留取大便标本送检。

5. 建立静脉通路,保持药物及液体的顺利输入,准确记录 24 小时出入量。

6. 做好口腔护理及皮肤护理,防止红臀的发生。

7. 如需手术治疗,做好相应的术前准备。

三、健康教育

1. 向家长介绍本病发生的高危因素、病因、治疗与预后,取得其理解与合作。

2. 帮助家长掌握有关饮食的控制方法,提倡母乳喂养,指导臀部护理。

四、出院回访

1. 了解患儿出院后生长发育的情况。

2. 定期返院复诊。

3. 做好母乳喂养相关知识的宣教,除有医学指征,纯母乳喂养 4~6 个月。

第六节　新生儿感染性腹泻护理常规

一、评估与病情观察

1. 观察记录大便的次数、量、颜色、性状,注意有无呕吐、腹胀、哭吵等症状。

2. 观察患儿生命体征、精神状态、体重变化、皮肤弹性、肢端温度、尿量等,注意有无脱水现象。

3. 了解患儿家长的心理状态、家庭经济情况以及父母对本病的认知程度等。

二、护理措施

1. 按新生儿疾病一般护理常规。

2. 采取接触隔离,接触患儿前后应洗手,避免交叉感染。

3. 腹泻急性期,需禁食 8~12 小时,轻症者减少喂奶的次数及奶量,遵医嘱给予静脉营养。

4. 保持静脉通畅,补液速度及顺序按医嘱严格执行,详细记录 24 小时出入水量。

5. 及时监测生命体征、电解质、血生化、血气及血糖的变化,及时留取大便标本,完善相关检查。

6. 患儿体温低、四肢凉时,注意保暖;体温过高时,予以物理降温,哭吵不安的患儿给予安慰奶嘴,必要时行腹部按摩。

7. 做好口腔护理、皮肤护理。如发生红臀,保持局部皮肤清洁干燥,遵医嘱用药,必要时做局部理疗。

三、健康教育

1. 人工喂养者,指导家长消毒奶具的方法,配方奶应现配现用,未吃完的奶应丢弃。母乳喂养者,注意每次喂奶前洗手,用干净温湿毛巾清洁乳头。

2. 指导家长臀部护理方法,预防尿布疹。

四、出院回访

1. 了解患儿生长发育情况,在抚养过程中遇到的问题去儿童保健科进行咨询和指导。

2. 回访患儿的生命体征,大便的次数、性状、颜色等情况。

3. 告知家长合理喂养,注意饮食卫生。

4. 做好母乳喂养相关知识的宣教,除有医学指征,纯母乳喂养 4~6 个月。

第七节　新生儿肺炎护理常规

一、评估与观察要点

1. 评估患儿的生命体征、血氧饱和度及肺部体征。

2. 观察患儿食欲,喝奶时有无呛咳。

3. 观察精神反应,有无神经系统症状。

二、护理措施

1. 保持呼吸道通畅,合理用氧,改善呼吸功能。

(1)分泌物黏稠时,可行雾化吸入,以湿化气道,稀释痰液,促进分泌物排出。

(2)翻身与体位引流:定时更换体位,必要时吸痰。

(3)根据病情和血气监测情况采用给氧方式,重症并发呼吸衰竭者,给予正压通气。保持室内空气新鲜,温湿度适宜。

2. 保证足够的能量和水分,少量多餐,细心喂养,喂奶时防止窒息。重者予以鼻饲或由静脉补充营养物质及液体。

3. 维持正常体温,肺炎患儿体温可升高或降低,应根据病情采用不同的方法维持肛温在中性温度;早产儿和体温不升者,可置于辐射保暖台或暖箱中保暖。

4. 密切观察病情变化,及早防治并发症,注意患儿的反应、呼吸、心率等变化,做好急救准备。

三、健康教育

1. 告知家属病情及治疗过程,取得家属配合。

2. 向家长介绍本病的相关知识以及呼吸系统疾病的预防知识。

3. 做好母乳喂养指导。

四、出院回访

1. 了解患儿生长发育情况,在抚养过程中遇到的问题去儿童保健科进行咨询和指导。

2. 回访患儿的生命体征、精神反应、面色、哭声、皮肤颜色,有无咳嗽、呻吟等现象。

3. 做好母乳喂养相关知识的健康宣教,除有医学指征,纯母乳喂养 4~6 个月。

第八节　先天性梅毒护理常规

一、评估与观察要点

1. 了解患儿家属的婚姻状况、职业、有无性病史,有无接受注射、输血、使用血制品史。

2. 评估患儿有无发热、肝脾肿大、营养障碍、皮肤黏膜损害等状态。

3. 了解实验室检查如梅毒螺旋体、脑脊液、X 线检查等结果。

二、护理措施

1. 做好心理护理,首先要取得家长的配合,多数产妇要求对患儿的病情予以保密,护士应给于理解和支持,同时对家长进行有针对性的健康教育。

2. 做好消毒隔离工作,严格实行床旁隔离,各项治疗和护理应集中进行,护士注意自我保护性隔离,接触患儿前后均要洗手。患儿使用过的奶具、布类,一定要先消毒后再清洗,防止交叉感染。

3. 遵医嘱进行抗梅毒治疗,青霉素现配现用,保证药物准确、按时、有效进入患儿体内。

4. 加强基础护理。

(1)为有皮疹的患儿护理时,应置暖箱,保持全身皮肤的清洁,防止皮肤感染;在行静脉穿刺时,要避开斑丘疹部位皮肤,以免贴胶布部位皮肤感染或被撕脱。

(2)90%的患儿有不同程度的骨损害,在治疗护理操作时动作要轻柔,不采取强迫体位,以尽量减轻患儿的疼痛。

三、健康教育

1. 做好家长的心理护理,向家长讲述疾病相关知识,使其了解本病的发生与发展过程,让其接受现实,认识到本病的危害性和及时治疗的必要性,同时还应注意保护患儿及其家长的隐私,解除其思想顾虑,取得家长的配合。

2. 指导患儿家属定期复查,治疗后第 1、2、3、6、12 个月时应随访,进行追踪观察血清学试验,必要时再次进行正规治疗 10~14 天,以保证患儿得到正确、全程、彻底的治疗。

3. 神经梅毒患儿应每 6 个月进行 1 次脑脊液检查,直至正常。

四、出院回访

1. 了解患儿生长发育情况。

2. 回访患儿有无发热、营养障碍、皮肤黏膜损害等状态表现。

3. 告知家长要定期带婴儿到保健门诊检查,定期进行预防接种。

4. 做好喂养的相关指导。

第九节 新生儿脐炎护理常规

一、评估与观察要点

1. 了解患儿诊断,脐部的炎症范围和程度;评估患儿的生命体征、精神反应等。

2. 检查患儿脐部周围皮肤是否清洁。

二、护理措施

1. 保持脐部清洁、干燥,每日用 75%乙醇消毒脐部。若脐部有脓性分泌物,周围皮肤发红,则表示感染加重,选择合适的消毒液消毒,每日 2~4 次。

2. 严格执行消毒隔离制度,严格进行无菌操作。护理人员在接触新生儿前后必须洗手。在沐浴和脐带护理过程中,严格执行一婴一用一消毒一洗手,包被、床单每天更换等,避免发生交叉感染。

3. 加强基础护理,避免大小便污染,使用吸水、透气性能好的消毒尿布。

4. 随时观察脐部及脐周有无红肿、渗血、渗液,一旦发生应及时处理。如果出现渗血,则需要重新结扎止血,每天用75%的乙醇棉签消毒脐带根部,促进脐带及早干燥脱落。

5. 遵医嘱应用抗菌药物。

6. 密切观察病情,如果发现患儿出现发热、拒奶、精神不振、烦躁不安等情况,应及时通知医生做相应处理。

三、健康教育

1. 向家长介绍新生儿脐炎的疾病知识,使其了解脐炎的危害性和预防的必要性,取得家长的配合。

2. 教会家长脐部护理、更换尿布的正确方法,保持脐带清洁干燥。发现脐部有渗出物和脓性分泌物时,应立即来院就诊。

四、出院回访

1. 了解患儿生长发育情况,定期复诊。

2. 回访患儿脐部皮肤有无发红、渗液、渗血情况。

3. 告知家长要定期带婴儿到保健门诊检查,定期进行预防接种。

4. 做好母乳喂养相关知识的健康宣教,除有医学指征,纯母乳喂养4~6个月。

第十节　缺血缺氧性脑病护理常规

一、评估与观察要点

1. 评估患儿的分娩史,了解 Apgar 评分。

2. 评估患儿意识状态,观察有无兴奋或嗜睡、昏迷。

二、护理措施

1. 按新生儿疾病一般护理常规。

2. 将患儿置于辐射式抢救台或暖箱中,保持呼吸道通畅,取鼻吸气位,及时清除口鼻分泌物,防止误吸引起窒息。

3. 根据缺氧的程度选择合适的给氧方式,必要时给予气管插管、呼吸机辅助通气。

4. 观察并记录患儿的生命体征、血氧饱和度、精神反应、面色、哭声、皮肤颜色、尿量,是否有前囟张力和肌张力的改变,若有惊厥,准确的记录惊厥情况和持续时间。

5. 建立静脉通路,遵医嘱用药。

6. 合理喂养,少量多次,呼吸困难持续不改善者,应推迟喂养,防止窒息。

7. 根据病情配合医生进行亚低温治疗，降温期每半小时监测体温一次,稳定期每 1 小时监测体温一次,待病情稳定后,逐步复温,复温宜缓慢,时间>5 小时,保证体温上升速度不高于 0.5℃/h。密切关注有无寒战等并发症的发生,并做好记录。

8. 对有神经系统后遗症者,早期康复锻炼,包括应用药物促进脑细胞恢复,高压氧、新生儿抚触促进神经系统功能恢复。

三、健康教育

1. 向家长解释本病的相关知识。

2. 对可能有后遗症的患儿,给家长讲解康复治疗的重要性,尽可能地减轻后遗症。

3. 告知家长新生儿抚触等康复治疗的方法。

四、出院回访

1. 了解患儿生长发育情况,在抚养过程中遇到的问题去儿童保健科进行咨询和指导。

2. 回访患儿的生命体征、精神反应、面色、哭声、皮肤颜色、尿量,是否有前囟张力和肌张力的改变。

3. 告知家长新生儿抚触等康复治疗方法。

4. 做好母乳喂养相关知识的健康宣教。

第十一节　新生儿肺透明膜病护理常规

一、评估与观察要点

1. 评估患儿的孕周,是否为早产儿。

2. 评估患儿的临床表现如神志、精神状态、呼吸情况,观察有无呼吸困难进行性加重、鼻翼翕动、三凹征、呼吸暂停;观察发绀程度,听诊双肺呼吸音有无改变。

3. 了解实验室检查结果。

4. 评估患儿家长的心理状态、经济状况及对病情的认知程度。

二、护理措施

1. 将患儿置于辐射式抢救台或温箱中,以便保暖、观察及抢救。

2. 及时清除口、鼻分泌物,保持呼吸道通畅;根据病情合理用氧;避免长期高浓度吸氧,预防氧中毒的发生。

3. 严密观察病情变化,监测生命体征、神志、精神状态等情况,观察呼吸困难及发绀的程度,出现异常及时报告医生处理。

4. 严格执行消毒隔离措施,对气管插管行机械通气的患儿,严格进行无菌操作,做好呼吸机相关性肺炎的预防和处理。

5. 遵医嘱气管内滴入肺泡表面活性物质。

(1)滴入前,彻底清除口、鼻腔及气道内的分泌物,摆好患儿体位。

(2)抽取药液,从气管内缓慢滴入,滴完后用复苏囊加压通气,有利药液更好地吸收,用药后 4~6 小时尽量避免气道内吸引。

6. 注意喂养,保证营养供给,不能吸吮、吞咽者可用鼻饲或静脉补充营养液;准确记录 24 小时出入水量。

7. 预防感染,做好口腔护理,对气管插管患儿可采用 1%碳酸氢钠漱口水进行擦拭,每 4 小时一次。尤其是早产儿,做好各项消毒隔离工作至关重要。

三、健康教育

1. 做好家属接待与解释工作,让家属了解病情及治疗过程,取得家属配合。

2. 做好母乳喂养指导。

四、出院回访

1. 了解患儿生长发育情况。

2. 回访患儿呼吸的频率和节律、面色,有无三凹症、发绀及呼吸困难表现。

3. 告知定期复诊,按时预防接种。

4. 做好母乳喂养相关知识的健康宣教,除有医学指征,纯母乳喂养 4~6 个月。

第十二节　新生儿寒冷损伤综合征

一、评估与观察要点

1. 评估患儿的病史,了解患病的诱因。

2. 检查患儿反应情况,评估皮肤颜色、全身硬肿范围程度;监测生命体征,注意有无休克、心力衰竭、DIC、肾衰竭等。

3. 了解实验室检查如血常规、凝血常规、肝肾功能等结果。

4. 评估患儿家长的心理及社会支持状况。

二、护理措施

1. 根据体温情况决定给予保温或复温。体温正常者置温箱,每 2 小时监测体温 1 次,保持体温在正常范围。

2. 对于体温低于正常者给予复温,其复温方法如下:

(1)对于肛温大于 30℃的轻中度患儿,置于已预热至中性温度的温箱中,使患儿 6~12 小时恢复正常体温。

(2)对于肛温小于 30℃的重症患儿,先将患儿置于比肛温高 1~2℃的温箱中开始复温,每小时监测肛温一次,并提高箱温度 1~1.5℃,使患儿于 12~24 小时恢复正常体温。

3. 合理喂养,保证热量供给。

4. 保证液体供给,严格控制补液速度。

5. 加强皮肤护理,预防感染,做好消毒隔离。经常更换体位,保持臀部干燥。会阴及阴囊水肿明显者,适当用纱布托起阴囊,以减轻水肿。

6. 密切观察病情变化,如生命体征、硬肿范围和程度、尿量、有无出血症状等。若有呼吸困难及发绀者,及时报告医生;如发生肺出血及其他出血倾向,立即将头偏向一侧,保持呼吸道通畅,备好抢救药物和设备,以便及时抢救。

7. 做好患儿家长的心理护理,减轻其焦虑、紧张情绪。

三、健康教育

1. 向患儿家属介绍保暖、喂养、防感染等育儿知识。

2. 鼓励母乳喂养,母乳不足时适当添加配方奶,以保证热量供给。

四、出院回访

1. 了解患儿出院后的生长发育情况,定期复诊。

2. 回访患儿出院后体温监测的情况,避免体温过低或保暖过度。

3. 做好母乳喂养相关知识的宣教,除有医学指征,纯母乳喂养 4~6 个月。

第十三节　新生儿颅内出血

一、评估与观察要点

1. 评估患儿的分娩史,了解患儿孕期及产时分娩的情况。

2. 评估患儿临床表现、精神反应情况;观察瞳孔及肌张力变化;注意有无呕吐、双目凝视、尖叫、呼吸节律改变及发绀等异常症状。

3. 了解实验室检查结果如血常规、CT、MRI 等检查结果。

4. 评估患儿精神状态、反应情况。

二、护理措施

1. 维持体温的恒定,体温过高时应予以物理降温,体温过低时用辐射式抢救台、暖箱或热水袋保暖。

2. 密切观察神志、生命体征、瞳孔、前囟张力、肌张力及血氧饱和度变化,有异常情况及时报告医生。

3. 保持绝对静卧,抬高头部,减少刺激。急性期禁止沐浴,尽量少搬动头部,减少反复穿刺,以防加重颅内出血。

4. 保持呼吸道通畅,及时清理呼吸道分泌物;根据缺氧程度选用适当的给氧方式和浓度。

5. 注重喂养护理,出血早期禁止哺乳,防止因吸奶用力或呕吐而加重出血,可用奶瓶喂养;注意观察患儿吃奶情况;遵医嘱静脉补液和静脉营养治疗。

6. 做好恢复期的康复治疗,如高压氧治疗、婴儿抚触治疗及护脑药物的应用等。

三、健康教育

1. 详细向患儿家长解释病情、治疗效果及预后。

2. 指导患儿家长做好患儿肢体功能训练及智力开发,坚持治疗,做好母乳喂养指导。

四、出院回访

1. 了解患儿生长发育情况,定期复诊。

2. 回访患儿出院后体温、呼吸、面色、哭声及肢体活动有无异常,有无激惹、嗜睡、昏迷、双目凝视、瞳孔不等大、脑性尖叫、呕吐、惊厥等神经系统症状。

3. 指导家长记录体温、奶量、大小便、体重。

4. 做好母乳喂养相关知识的宣教,除有医学指征,纯母乳喂养 4~6 个月。

第四篇
专科护理常规

第二十章 血液透析室护理常规

第一节 血液透析护理常规

一、评估与观察要点

1. 评估内瘘穿刺部位或中心静脉导管置管口有无渗血、红肿、疼痛等情况。

2. 评估患者一般情况,生命体征、体重、浮肿程度,以及有无出血倾向及感染。静脉留置导管患者的导管是否固定完好。

3. 了解患者的透析方式、透析次数、透析时间及抗凝血药物的应用情况。

二、护理措施

透析(滤过)前:

1. 向患者介绍血液透析(滤过)目的及过程,消除紧张心理。准备好透析(滤过)材料和药品。

2. 机器自检通过。

3. 遵医嘱设定透析模式、时间、脱水量、抗凝剂用量、钠浓度及透析液流量(置换液量和补充方式)并双人查对。

透析(滤过)中:

1. 严格无菌操作。

2. 保持透析管路通畅,动静脉管路连接和固定牢固,防止管道扭曲、脱落,对神志不清、躁动的患者,应适当约束并防止坠床。

3. 密切观察病情变化,测生命体征并做好记录,发现异常及时报告医生,及时预防和处理并发症。

4. 密切观察血液循环情况,观察血路管和透析器有无凝血、溶血、破膜等发生。

5. 随时巡查穿刺部位或中心静脉置管处有无渗血及其他异常、穿刺针有无脱出移位,及时预防和处理。

6. 观察机器运转是否正常,及时预防和处理机器报警。

7. 密切观察机器各项监测数据和治疗数据(置换液出入量),并做好记录。

8. 做好治疗中生活护理。

透析(滤过)后：

1. 透析治疗结束时,治疗参数及效果达标,并使用生理盐水全程密闭回血。

2. 内瘘患者按照动静脉内瘘护理常规。

3. 深静脉留置导管者按照深静脉留置导管护理常规。

4. 监测生命体征、测体重并记录。

5. 正确处理透析后医疗废弃物,符合医院感染管理要求。

三、健康教育

1. 告知患者血液透析的原理,透析过程中可能发生的问题及预防和处理方法。

2. 指导患者及家属血管通路的居家护理,以及饮食、运动、并发症管理的知识和技巧。

第二节　血液灌流护理常规

一、评估与观察要点

1. 了解患者行血液灌流的原因。

2. 评估患者生命体征、面色、神志、有无黑便、呕血、咯血等出血倾向及感染情况。

3. 评估内瘘穿刺部位或中心静脉导管置管口有无渗血、红肿、疼痛等情况。

二、护理措施

血液灌流前：

1. 向患者和家属说明血液灌流的目的和过程,消除紧张的心理。准备好治疗材料;危重患者准备好心电监护仪、氧气、急救物品及药品。

2. 血液灌流器及管路的充分预冲和肝素化,注意观察有无灌流器小颗粒溢出,预防意外事件发生。

血液灌流中：

1. 严格无菌操作,保证留置导管、血液管路的通畅,无脱落、打折、贴壁、漏血等发生,并牢固固定;保持置管口局部敷料清洁、干燥。

2. 躁动不安的患者适当约束,加用床栏,专人守护,防止坠床及管道脱出。

3. 注意观察有无出血、凝血情况发生,及早发现及时调整抗凝剂的用量,必要时遵医嘱使用鱼精蛋白拮抗肝素。

4. 严密观察患者生命体征及神志变化并详细记录,及时预防和处理并发症。

5. 透析机运转是否正常,管道有无扭曲,脱落,血流量是否充足。

6. 灌流结束前遵医嘱使用鱼精蛋白拮抗肝素,注射速度应缓慢,50mg 不少于 10 分钟注射完。

7. 中毒患者做好心理护理。

血液灌流后护理:

1. 按血液透析后护理常规。

2. 危重患者的病情与病房护士详细交接班。

3. 正确处理治疗后医疗废弃物,并符合医院感染管理要求。

三、健康教育

1. 告知患者出凝血的表现,如有发生及时告知医护人员。

2. 指导家属及患者保护血管通路的注意事项。

3. 长期透析患者按血液透析后健康教育内容。

第三节 组合型人工肾(HD+HP)护理常规

一、评估与观察要点

1. 评估患者生命体征、面色、神志及有无出血倾向。

2. 评估血管通路,了解内瘘穿刺部位或中心静脉导管置管口有无渗血、红肿、疼痛等情况。

二、护理措施

组合型人工肾治疗前:

1. 向患者和家属说明治疗目的和过程,消除紧张的心理。准备好透析材料和药品;危重患者准备好心电监护仪、氧气、急救物品及药品。

2. 机器自检通过,遵医嘱设定治疗模式、时间、脱水量、抗凝剂用量、透析液流量,并双人查对。

3. 血液灌流器及管路充分预冲和肝素化。

组合型人工肾治疗中:

1. 严格无菌操作。

2. 透析结束前 2~2.5 小时将灌流器串联在透析器之前。

3. 保证血液管路通畅,无脱落、打折、贴壁、漏血等发生,并牢固固定。对神志不清、躁动的患者,应适当约束并防止坠床。

4. 注意观察有无出凝血情况,及早发现及时调整抗凝剂的用量,必要时遵医嘱使用鱼精蛋白拮抗肝素。

5. 严密观察患者血压、脉搏等生命体征和病情变化并详细记录,及时预防和处理并发症。

6. 观察血透机运转是否正常、血流量是否充足、灌流器是否有凝血。

7. 严密监测透析机上各项治疗与监测数据并准确记录。

组合型人工肾治疗后护理:按血液灌流后护理常规。

三、健康教育

参照血液灌流的健康教育。

第四节　连续性血液净化(CRRT)护理常规

一、评估与观察要点

1. 评估患者生命体征、神志、体重、腹围及有无出血倾向。

2. 评估血管通路,了解内瘘穿刺部位或中心静脉导管置管口有无渗血、红肿、疼痛等异常情况。

二、护理措施

治疗前:

1. 做好患者解释工作,消除紧张心理。

2. 机器自检通过。

3. 明确 CRRT 方式、持续时间、抗凝剂使用、透析液和置换液流速、血流速度、超滤速度和超滤量等指标。选择合适的机器、透析器和透析管路。

4. 严格无菌操作下配置置换液,现配现用并双人查对。

治疗中:

1. 遵医嘱设置各项治疗参数,合理选择抗凝方式。

2. 严密监测动静脉压力、跨膜压、超滤速度、机器运转情况、管路中有无凝血及患者生命体征及病情变化,持续心电监护,及时发现和处理各种异常情况,做好记录。

3. 重视液体三级管理,必要时调整透析液和置换液种类和流速,保持机体内环境稳定。

4. 治疗中保证血管通路的通畅并牢固固定,对于神志不清、躁动者,必要时约束到位。

治疗后:

1. 完成治疗后用生理盐水全程回血,留取血标本。

2. 监测生命体征并记录。

3. 治疗前后与病房护士交接患者病情。

4. 按医院感染控制管理要求处理医疗废物。

三、健康教育

1. 告知出凝血的表现,如有发生及时告知医护人员。

2. 指导家属及患者保护血管通路的注意事项。

第五节　双重免疫吸附(DPMAS)护理常规

一、评估与观察要点

1. 评估患者生命体征、肝功能、胆红素及有无出血倾向。

2. 评估血管通路,了解深静脉置管口有无渗血、红肿、疼痛等异常情况。

二、护理措施

1. 操作时严格执行无菌技术操作和查对制度。

2. 正确充分预冲免疫吸附柱、灌流器和血浆分离器并用血路管正确连接。

3. 正确设置血流量和血浆泵速度,血浆泵速最多在血流量的30%以内。

4. 保证中心静脉留置导管和血液管路的通畅并牢固固定,治疗开始时血流量从 50~80ml/min 逐渐增加至 100~150ml/min,分离的血浆以 25~50ml/min 左右的流速流经吸附器吸附后回输至体内。

5. 严密观察生命体征和病情变化,持续心电监护,做好记录;及时发现和处理各种异常情况。

6. 密切观察血浆分离情况,一旦出现血流量不足、静脉压跨膜压持续上升、分离血浆颜色异常等情况立即关闭血浆泵,及时查找原因;预防溶血或血浆分离器破膜等并发症的发生;必要时停止治疗。

7. 严密观察有无过敏、出凝血等其他并发症的发生,及时预防和处理。

8. 治疗前后与病房护士交接患者病情。

9. 正确处理治疗后医疗废弃物,符合医院感染管理要求。

三、健康教育

1. 告知出血、溶血的表现并及时告知医护人员。

2. 指导家属及患者保护血管通路的注意事项。

第六节　自体动静脉内瘘护理常规

一、评估与观察要点

1. 评估内瘘侧肢体有无肿胀、淤青,皮肤完整性及有无病变。

2. 评估内瘘是否通畅:触摸有无震颤感或听诊吹风样杂音。

二、护理措施

内瘘成形术前:

1. 做好解释工作,取得患者配合,避免紧张情绪。

2. 慢性肾衰竭的患者在保守治疗期间,就应有意识地保护一侧上肢(多选择非惯用侧上肢)的血管,以备日后用作动静脉内瘘。

内瘘成形术后:

1. 术后抬高术侧上肢至 30°以上,以促进静脉回流,减轻肢体肿胀。密切监测内瘘血管是否通畅,观察手术部位有无渗血或血肿,吻合口远端的肢端有无苍白、发凉以及全身情况。

2. 内瘘成形术后应早期进行功能锻炼促进内瘘早日成熟。内瘘成熟至少需要 1 个月,一般在术后 2~3 个月开始使用,用"绳梯式"或"扣眼"穿刺法穿刺;穿刺时严格无菌操作,争取一次成功;穿刺部位距吻合口 3cm 以上,动、静脉穿刺点距离 10cm 以上。

3. 禁止在内瘘侧肢体测血压、抽血、静脉注射、输血或输液。

三、健康教育

1. 指导患者进行内瘘手臂功能锻炼及判断内瘘是否通畅的方法。

2. 告知患者内瘘穿刺拔针后弹性绷带的松解时间、方法、自我观察要点,出血的家庭应急处理。

3. 保持内瘘局部皮肤清洁,每次透析前清洁手臂。透析结束当天保持穿刺部位清洁干燥,避免潮湿污染。

4. 避免内瘘侧肢体受压、负重、戴手表,勿穿紧袖衣服;注意睡姿,避免压迫内瘘侧肢体;避免肢体暴露于过冷或过热的环境;避免碰撞等外伤,以延长其使用期。

第七节　透析用深静脉留置导管护理常规

一、评估与观察要点

1. 评估置管处皮肤有无感染及渗血、导管固定处缝线有无脱落。

2. 评估导管外接头部分有无破裂、打折情况,管腔是否通畅等。

二、护理措施

1. 置管处保持清洁干燥,定时换药。

2. 上下机时严格无菌操作,严防感染。

3. 上机操作前用 5~10ml 注射器从动静脉导管各回抽 2ml 封管肝素液丢弃,确定导管内无血栓且血流畅通后连接血路管;如果导管血流不畅,应认真查找原因,严禁用注射器用力向导管腔内推注。

4. 治疗中妥善固定导管,防止脱出;导管与血路管连接紧密并用无菌巾保护,定时检查有无松脱和渗血。

5. 透析结束后遵医嘱根据导管情况用肝素或尿激酶封管,关闭夹子,盖好肝素帽,导管口用无菌敷料包扎保护。

6. 透析用深静脉置管专做透析,不作他用(如输液、抽血等)。

7. 观察有无感染、出血、导管功能障碍、导管脱落等并发症。

8. 拔管后用无菌纱布压迫止血 20 分钟左右,再用无菌纱布敷盖。

三、健康教育

1. 深静脉留置导管的自我护理与注意事项。

2. 发生导管脱落时的自我紧急处理方法。

第二十一章 结核科护理常规

第一节 结核科常见疾病护理常规

一、评估和观察要点

1. 评估患者病史、心理状态、既往史及个人史。

2. 评估患者生命体征、意识状态、营养状况、皮肤和黏膜等。

二、护理措施

1. 按内科疾病一般护理常规。

2. 根据疾病传播途径，采取相应的隔离措施，严格执行消毒隔离制度，落实标准预防，防止交叉感染及传染病播散。

3. 介绍病区环境制度，对患者进行消毒隔离指导，做好心理护理，消除各种顾虑，增强与疾病做斗争的信心。

4. 急性期患者卧床休息，减轻病损器官的负担，病情好转可适当活动。

5. 给予高热量、营养丰富、易消化食物，特殊患者根据医嘱给予饮食，并提供饮食指导。

6. 密切观察病情变化，观察生命体征及用药反应，惊厥、狂躁者做好安全防护。

7. 出现高热、昏迷、休克、咯血等情况时按相应护理常规进行，并做好一切抢救准备工作。

8. 做好各项基础护理工作，防止并发症发生，长期卧床患者采取相应护理措施，防坠积性肺炎、压疮及口腔感染。

三、健康教育

1. 做好传染病的教育，取得患者配合，管理好传染源。

2. 根据各种传染病的传播途径采取隔离措施，切断传播途径。

四、出院回访

1. 患者疾病恢复情况，定期复查。

2. 饮食及活动指导，家庭隔离措施指导，养成良好生活习惯。

第二节　肺结核护理常规

一、评估与观察要点

1. 评估患者病史、心理状态、既往史、个人史及用药史。

2. 评估患者生命体征、意识状态、营养状态、咳嗽、咳痰等。

二、护理措施

1. 按传染科一般护理常规。

2. 急性期患者卧床休息,避免劳累和重体力劳动,保证充足的睡眠和休息。

3. 给予高蛋白、高热量、高维生素易消化饮食,忌烟酒和刺激性食物,多饮水、多进食新鲜蔬菜和水果,保持大便通畅。

4. 每周测体重一次并记录,观察患者营养状况的改善。

5. 指导患者有效的咳痰方法,痰多时予体位引流,正确留取痰标本。

6. 发热患者宜卧床休息,多饮水,必要时予物理降温或遵医嘱予药物降温,并连续监测体温变化;盗汗患者及时擦身,更换衣物。

7. 胸痛患者采取患侧卧位,遵医嘱予止痛药。

8. 咯血患者按咯血护理常规进行。

9. 观察药物的作用及不良反应,发现异常及时报告医生。

10. 做好心理护理,消除各种顾虑,增强与疾病做斗争的信心。

三、健康教育

1. 做好结核病预防控制,注意个人卫生,切断传播途径。

2. 告知患者正确服用抗结核药物,强调坚持、规律、全程、合理用药重要性,发生药物不良反应时要及时报告或就诊,切勿自行停药或减药。

3. 指导合理休息,合理营养,避免劳累,防受凉感冒,保持良好的心态。

4. 定期复查了解治疗效果。

5. 指导患者及家属了解限制探视的重要性,指导患者做好痰液的管理,养成良好的生活习惯。

四、出院回访

1. 药物服用依从情况,知晓观察药物不良反应,定期复查。

2. 饮食及活动指导,家庭隔离措施指导,养成良好生活习惯。

第三节 结核性脑膜炎护理常规

一、评估与观察要点

1. 生命体征,神志瞳孔的变化,是否有头痛、恶心、呕吐。

2. 饮食、大小便及肢体活动情况。

3. 既往生活习惯及结核病接触史。

二、护理措施

1. 按传染病一般护理常规。

2. 急性期绝对卧床休息,床头抬高 15°~30°,注意通风,避免多次搬动患者颈部或突然改变体位、护理操作尽量集中进行,腰穿术后去枕平卧 4~6 小时。

3. 予高蛋白、高热量、清淡、易消化饮食,昏迷患者予鼻饲。

4. 密切观察生命体征、神志、瞳孔的变化,注意头痛、呕吐的性质、程度、持续时间及频率,注意肢体活动和抽搐发作症状的观察。

5. 避免屏气、剧烈咳嗽、便秘、尿潴留、气道阻塞等导致颅内压增加的诱因,预防脑疝发生。如使用甘露醇脱水剂在 15~30 分钟内滴完,输液时注意保护血管。

6. 做好安全防护,防外伤、舌咬伤、跌倒、坠床。

7. 做好基础护理,保持口腔及皮肤清洁,昏迷患者按昏迷护理常规。

三、健康教育

1. 向患者及家属介绍疾病特点及坚持服药的重要性,督促规律全程服药,提高服药依从性。

2. 告知患者防寒保暖,防止呼吸道感染,增强身体抵抗力,戒烟、酒。

3. 指导患者进行肢体功能锻炼,防止并发症发生。

4. 指导患者合理安排生活,保证充足的睡眠和休息。

四、出院回访

1. 患者康复情况,是否坚持康复锻炼。

2. 患者的心理状态,发现不良行为时,及时予以指导。

3. 给予饮食指导,保持大便通畅。

4. 是否遵医嘱服药,定期复查,不适随诊。

第四节　结核性胸膜炎护理常规

一、评估与观察要点

1. 询问有无肺结核病史及密切接触史。

2. 观察生命体征及有无咳嗽、咳痰,有无呼吸运动减弱和呼吸困难。

3. 评估营养状况。

二、护理措施

1. 按传染科一般护理常规。

2. 卧床休息,呼吸困难者取半坐卧位;康复期鼓励适当下床活动,以增加肺活量。

3. 少量多餐,给予高蛋白、高热量、丰富维生素、易消化、清淡的饮食。如肉、鸡、蛋类、牛奶、豆制品。

4. 大量胸腔积液以及呼吸困难者给予吸氧。

5. 评估患者胸痛程度,指导减轻疼痛的方法,如腹式呼吸、胸带固定胸廓、患侧卧位,必要时遵医嘱给予镇痛剂。

6. 协助医生行胸腔穿刺术,首次抽液量不宜超过 600ml,保持胸腔引流管通畅,防止管道滑脱,准确记录引流液的颜色、性质、量。

7. 遵医嘱给予抗结核治疗,观察药物的作用和不良反应。

8. 给予心理支持指导。

三、健康教育

1. 指导患者减轻疼痛的方法,如避免突然改变体位、坚持腹式呼吸、患侧卧位等。

2. 嘱患者遵医嘱服药,坚持治疗。

3. 嘱患者加强营养,避免受凉劳累,预防呼吸道感染。

4. 督促恢复期患者每天进行呼吸功能锻炼,以减少胸膜腔粘连的发生,提高通气量。

四、出院回访

1. 有无呼吸困难、胸闷、胸痛及呼吸功能锻炼情况。

2. 饮食、休息及心理状态。

3. 遵医嘱服药情况,定期复查,不适随诊。

第五节 结核性腹膜炎护理常规

一、评估与观察要点

1. 评估腹痛、腹胀的程度、持续时间、伴随症状、排便、排气情况、治疗情况、心理反应、既往史、个人史及用药史。

2. 评估患者生命体征、营养状况。

3. 了解相关检验检查结果。

二、护理措施

1. 发热者卧床休息,腹水较多者可取半卧位,减少毒素吸收。

2. 给予高热量、高蛋白、高维生素、易消化饮食;全身情况差者给予静脉营养支持。腹泻明显的患者应少食乳制品以及富含脂肪和粗纤维的食物,以免加快肠蠕动。

3. 观察腹痛的性质、部位及伴随症状,正确评估病程进展状况。如果腹痛突然加重、压痛明显,或出现便血、肠鸣音亢进等及时协助医生采取抢救措施。

4. 观察药物作用和不良反应。

5. 大量腹腔积液者可行腹腔穿刺适当放液,并观察积液性质,对腹穿次数较多的患者,应做好腹部皮肤护理,预防感染。

6. 腹泻患者观察生命体征、神志、尿量、皮肤弹性,保持会阴部及肛周皮肤清洁干燥,必要时涂皮肤保护剂。

三、健康教育

1. 积极治疗原发病,进行结核性腹膜炎相关知识教育。

2. 保证充足的休息与营养,避免劳累。

3. 遵医嘱坚持服药,不自行停药,告知患者及家属注意观察药物不良反应,出现异常时要及时报告。

4. 做好结核病预防控制,注意个人卫生,切断传播途径。

四、出院回访

1. 是否遵医嘱服药及服药后有无不良反应。

2. 饮食及休息指导,有无腹痛、腹胀情况。

3. 嘱定期复查,不适随诊。

第六节　肠结核护理常规

一、评估与观察要点

1. 评估腹痛、腹胀的程度、持续时间、伴随症状、排便、排气情况、治疗情况、心理反应、既往史、个人史及用药史。

2. 评估患者生命体征、营养状况。

3. 评估患者是否存在并发症如:肠出血、肠穿孔、肠梗阻。

二、护理措施

1. 轻症患者可适当进行简单日常活动,保证充足的睡眠和休息,腹痛、腹泻患者卧床休息。

2. 给予高热量、高蛋白、高维生素易消化的食物,腹泻明显的患者应减少食乳制品及富含脂肪和粗纤维的食物。

3. 观察病情变化,保证水电解质平衡。观察大便性状、量,观察有无恶心、呕吐,观察腹痛的性质、部位和伴随症状。如果腹痛加重,压痛明显,或者出现便血、肠鸣音亢进,应考虑并发肠梗阻、肠穿孔或肠出血。

4. 肠梗阻患者应禁食、禁水,行胃肠减压。

5. 每周测体重一次并记录,观察患者营养状况的改善。

三、健康教育

1. 解释病因,注意个人卫生,告知患者不要吞咽痰液,以免吞入含结核杆菌的痰液而致肠道感染。

2. 告知患者及家属药物疗效及不良反应,发生药物不良反应时要及时报告或就诊。

3. 指导合理饮食,合理安排休息,加强身体锻炼,保持良好的心态,增强身体抵抗力。

四、出院回访

1. 患者排便情况,有无腹胀腹痛,指导做好家庭隔离措施。

2. 指导患者加强锻炼,合理饮食,生活规律,劳逸结合。

3. 是否遵医嘱坚持服药、定期复查,不适随诊。

第七节　骨结核护理常规

一、评估和观察要点

1. 评估病史、健康史，用药情况，了解有无肺结核或其他结核病史。

2. 全身症状评估：患者有无倦怠无力、食欲减退、午后低热、盗汗和消瘦等全身中毒症状。

3. 局部症状评估：局部有无疼痛、活动受限、姿势异常、畸形等症状，有无脓肿和窦道形成。

二、护理措施

1. 按传染病和骨科疾病一般护理常规。

2. 予高蛋白、高热量、高维生素的食物，增加营养，提高机体抵抗力。

3. 病情危重者要绝对卧床休息，局部制动，以缓解疼痛，防止病变加重，轻者可指导适当下床活动，卧床期间做好基础护理，预防压疮发生。

4. 脊柱结核者绝对卧床休息，睡硬板床，佩戴颈托或腰围，关节处于功能位置，可行石膏固定或牵引固定，定时检查牵引的有关装置是否有效。

5. 严密观察病情变化，预防并发症发生。如颈椎结核合并咽后壁脓肿的患者注意观察有无进食受阻、呼吸困难；脓肿破溃或形成窦道者，应及时更换敷料。

6. 遵医嘱正确应用抗结核药，注意观察药物的疗效及不良反应，如有异常及时通知医生。

7. 做好心理护理，鼓励患者树立乐观心态，积极配合治疗，指导患者及家属循序渐进地进行功能锻炼。

三、健康指导

1. 做好疾病知识宣教，向患者说明抗结核治疗的重要性；讲解抗结核药物的作用和不良反应。

2. 协助患者完善各项检查，充分告知检查的目的和注意事项。

3. 根据患者个体情况制订功能锻炼计划，预防肢体废用综合征。

4. 指导合理饮食，戒烟、限酒。

四、出院回访

1. 患者的康复情况，是否坚持功能锻炼。

2. 患者的心理状态，发现不良行为时，及时予以指导。

3. 给予饮食指导,是否遵医嘱服用药物,嘱定期复查,不适随诊。

第八节　淋巴结核护理常规

一、评估与观察要点

1. 询问患者有无肺结核病史及密切接触史、有无结核病的中毒症状。

2. 注意观察肿块的部位、大小、质地、活动度、有无破溃,局部有无红肿热痛等急性炎症表现。

3. 评估患者的心理状况。

二、护理措施

1. 注意休息,避免重体力劳动。淋巴结核患者症状明显,伴有高热等严重中毒症状时宜卧床休息。

2. 给予高热量、高蛋白、丰富维生素、易消化、清淡饮食。

3. 注意观察肿块的演变,一旦破溃形成,及时报告医生,清创处理,防止感染。

4. 根据医嘱给予局部治疗。

5. 遵医嘱给予抗结核药治疗,并观察药物的作用和不良反应。

6. 给予心理疏导和支持,树立战胜疾病的信心和耐心。

7. 严格实施消毒隔离措施,做好标准预防,注意手卫生。渗液较多时要及时更换伤口敷料,换药敷料按规定处理。

三、健康教育

1. 指导患者和家属了解本病的基本病因、主要的传播途径。

2. 指导患者戒烟、戒酒,加强营养,合理休息,避免劳累。

3. 指导患者正确沐浴,肿块破溃时沐浴时防止进水,要保持伤口敷料清洁干燥,以防感染。

4. 指导患者坚持规律全程治疗,发生药物不良反应时要及时报告医务人员。

四、出院回访

1. 了解肿块的大小、伤口的愈合和渗液多少的情况。

2. 指导患者加强锻炼,合理饮食,生活规律,劳逸结合。

3. 是否遵医嘱服药,嘱定期复查,不适随诊。

第九节　小儿肺结核护理常规

一、评估与观察要点

1. 评估患儿结核病接触史、卡介苗接种史。

2. 观察患儿热型、有无结核病的中毒症状、咳嗽、咳痰情况。

二、护理措施

1. 按结核病一般护理常规。

2. 保持室内空气新鲜、阳光充足和温湿度适宜,注意防止受凉引起的上呼吸道感染。

3. 给予高热量、高蛋白、高维生素、富含钙质的易消化饮食,特别注意补充维生素 A 和维生素 C。

4. 有发热或中毒症状者应卧床休息,痰液较多患儿取侧卧位,预防窒息。

5. 观察生命体征及病情变化,观察面色、神志、皮肤黏膜颜色、四肢温度、尿量等,观察咳嗽性质及痰液性状,有无痰中带血或咯血。

6. 患儿盗汗时,及时更换衣服,保持皮肤清洁干燥,高热患儿密切监测体温变化,遵医嘱对症处理,做好物理降温。

7. 咳嗽咳痰的患儿遵医嘱给予雾化吸入,雾化后给患儿叩背,鼓励患儿多饮水,有窒息危险患儿,备好吸痰用物。

8. 严格控制输液速度,注意用药剂量,观察药物疗效和不良反应。

9. 正确留取痰标本,及时送检。不能配合的患儿在无菌操作下吸痰留取痰标本。

10. 做好心理护理,消除顾虑,配合治疗。

三、健康指导

1. 向患儿家长进行结核病知识及消毒隔离知识宣传教育,预防疾病传播。

2. 指导家长坚持监督患儿服药,密切观察药物不良反应,及时告知医务人员。

3. 指导家长做好患儿的日常生活护理和饮食护理。

四、出院回访

1. 是否按时、规律服药,有无不良反应。

2. 发热、咳嗽、咳痰情况,营养状况,心理状态。

3. 定期复查肝肾功能等,发现异常及时随诊。

第十节　小儿结核性脑膜炎护理常规

一、评估和观察要点

1. 患儿预防接种史、结核病接触史、有无早期性格改变及呕吐等。

2. 生命体征、神志、瞳孔、囟门张力、有无脑膜刺激征及脑神经受损与瘫痪等。

二、护理措施

1. 按结核病一般护理常规。

2. 保持环境安静,限制探陪人员,避免不良刺激,治疗护理尽量集中进行,减少打扰。

3. 绝对卧床休息,床头抬高 15°~30°。昏迷患儿侧卧位,呕吐时头偏向一侧,防止吸入呕吐物、分泌物引起窒息。有抽搐或惊厥的患儿应加床栏,必要时约束保护,防坠床。

4. 为患儿提供足够热量、蛋白质、维生素食物,少量多餐,耐心喂养。昏迷不能吞咽的患儿可鼻饲或胃肠外营养,保持水电解质平衡,注意保持管道的清洁和通畅。

5. 观察患儿生命体征和神志瞳孔、尿量的变化,预防脑疝的发生,如使用甘露醇脱水剂,应在 15~30 分钟滴完,注意保护血管。

6. 保持呼吸道通畅,及时清理呼吸道分泌物,必要时备好吸痰用物、开口器、压舌板等。

7. 配合医生行腰穿术,指导患儿术后去枕平卧 4~6 小时,避免低压性头痛。

8. 做好基础护理,保持口腔、皮肤、会阴清洁。双眼不能闭合者注意保护角膜。

9. 保持大便通畅,避免用力排便等诱发颅内压增高的因素。

10. 做好心理护理,安抚患儿,消除其紧张恐惧情绪。

三、健康指导

1. 告诉家长要做好长期治疗的准备,坚持全程、合理用药。

2. 指导家长对患儿病情及药物不良反应进行观察,发现异常及时报告医生,定期复查。

3. 制订良好的生活制度,保证患儿休息,提供充足的营养。

4. 对于留有后遗症患儿,指导家长协助进行肢体功能锻炼和语言训练。

四、出院回访

1. 是否按时、规律服药,有无不良反应。

2. 营养状况,生长发育情况,肢体功能、语言能力恢复情况。

3. 定期复查,发现异常及时随诊。

第十一节　耐药结核病护理常规

一、评估与观察要点

1. 评估患者健康史、目前治疗情况。

2. 评估患者耐药发生原因,耐结核药的种类。

3. 评估患者的心理状态,对疾病的重视程度及依从性。

二、护理措施

1. 严格实施呼吸道隔离和接触隔离,首选单间隔离,也可将同类耐药患者安置在同一房间,在房门口上挂隔离标识。病室安置空气消毒机,保持室内空气新鲜和清洁,病情允许情况下患者必须戴口罩,痰必须吐入痰杯,室内垃圾按感染性垃圾处理。

2. 予高蛋白、高热量、高维生素的饮食,避免辛辣刺激性食物。

3. 密切观察患者生命体征及病情变化。

4. 密切观察药物不良反应,告知用药的注意事项,发现异常及时报告医务人员。

5. 加强心理护理,针对患者不同的心理状态,关心体贴患者,详细告知疾病的病因,治疗及康复效果,让患者以最佳的身心状态接受治疗。

6. 严格落实标准预防措施,防止耐药结核在医院内的传播。

三、健康教育

1. 鼓励患者,消除焦虑、恐惧等不良情绪,保持良好的心态。

2. 与患者及家属沟通,使其积极配合消毒隔离措施,指导患者养成不随地吐痰,使用专用痰杯的好习惯,告知患者戴口罩的作用。

3. 做好结核病预防控制,注意个人卫生,切断传播途径。

4. 坚持早期、联合、适量、规律、全程用药,取得患者及家属配合,同时注意观察药物的不良反应,确保合理化疗的完成及提高耐药性结核病痰菌转阴率。

5. 指导合理饮食,合理营养,避免劳累,防受凉感冒。

四、出院回访

1. 是否遵医嘱服药,有无药物的不良反应。

2. 指导合理饮食、合理休息与活动,避免劳累。

3. 是否有积极心理状态接受治疗,定期复查、不适随诊。

4. 是否采取预防疾病传播的措施。

第十二节　肺结核并咯血护理常规

一、评估与观察要点

1. 评估患者病史、咯血颜色、性状及量、伴随症状、治疗情况、心理反应。

2. 评估患者生命体征、意识状态、面色、表情等。

3. 了解血常规、出凝血时间、结核菌培养等结果。

二、护理措施

1. 按传染科一般护理常规。

2. 减少搬动,协助患者取患侧卧位,头偏向一侧,必要时患侧胸部放置冰袋或沙袋。小量咯血患者应卧床休息,避免剧烈活动,中、大量咯血患者应绝对卧床休息,至咯血停止一周为宜。

3. 大咯血时禁食,待咯血停止后可进高蛋白、高维生素、易消化的流质饮食与半流质饮食,避免进食过热或过冷及刺激性食物。

4. 吸氧,迅速建立静脉通路,及时补充血容量及遵医嘱用止血药。

5. 严密观察并记录生命体征、咯血的颜色、性状及量。

6. 保持口腔清洁、舒适,咯血后为患者漱口,擦净血迹,防止口咽部异味刺激引起咳嗽而诱发再度咯血。

7. 应备齐急救药品及器械,如:止血剂、强心剂、呼吸兴奋剂等药物,并备齐开口器、金属压舌板、舌钳、电动吸引器、气管插管、气管切开等急救器械。

8. 做好心理护理,嘱患者勿紧张、恐惧,稳定患者情绪,咯血时勿屏气,有血即轻轻咯出,以防窒息。

9. 必要时遵医嘱给予少量镇静剂或止咳剂,注意观察有无呼吸中枢和咳嗽反射受抑制现象,使用止血药物如垂体后叶素,应注意输注速度不能过快,以免引起恶心、心悸等不良反应。

10. 注意观察有无咯血征象以及咯血窒息的先兆,如出现胸闷、气促、咯血不畅、精神紧张、面色灰暗、喉部有痰鸣音、喷射性大咯血突然停止等窒息先兆时,应立即让患者侧卧,取头低脚高位45°俯卧位,托起头部向背屈,轻拍背部,迅速排出气道或口腔内血块,牙关紧闭者使用开口器,并用大号吸痰管进行抽吸,给予高浓度吸氧,若抽吸无效,立即配合医生做气管插管或气管切开,解除呼吸道阻塞。

11. 保持大便通畅,便秘时可予缓泻剂以防诱发咯血。

三、健康教育

1. 告知患者及家属咯血发生时的正确体位及自我紧急救护措施,咯血停止后不要过早下床活动。

2. 指导合理饮食,戒烟、酒、避免受凉、咳嗽、打喷嚏,保持大便通畅。

3. 告知患者有血时轻轻咳出,勿吞咽,严禁屏气。

4. 告知肺结核坚持治疗的重要性,观察服药反应。

四、出院回访

1. 患者目前身体状况,是否有咯血。

2. 饮食及活动指导,家庭隔离措施指导,养成良好生活习惯。

3. 是否遵医嘱服药,嘱定期复查,不适随诊。

第十三节　抗结核药物所致药物性肝炎护理常规

一、评估与观察要点

1. 评估患者生命体征、意识状态、面色、巩膜及皮肤颜色、皮疹等。

2. 评估患者症状发生时间、伴随症状、起病缓急、心理状态、既往史及用药史。

3. 了解肝功能及相关化验结果。

二、护理措施

1. 卧床休息,减轻肝脏负担。

2. 做好心理护理,解除患者心理压力,告知在抗结核治疗中出现肝功能损害,经积极护肝治疗后可以治愈。

3. 指导进高热量、高维生素和充足的蛋白质饮食,鼓励患者多饮水。

4. 观察有无厌食、恶心、呕吐等,观察有无皮肤瘙痒、发热等症状。

5. 观察黄疸的发生、演变规律,如黄疸不断加深,伴重度乏力、发热、精神萎靡等症状,应警惕发展为重型肝炎,及时报告医生处理。

6. 做好口腔、皮肤护理,防止口腔感染,防止患者因为皮肤瘙痒抓破皮肤。

三、健康教育

1. 告知患者及家属休息重要性,轻度肝损害患者应注意休息,每天不少于10小时睡眠,中度肝损害伴有黄疸者需卧床休息,重度肝损害患者必须严格卧床4~8周,待症状缓解、黄疸消退可起床活动。

2. 告知患者及家属药物的作用与不良反应,密切观察药物不良反应,出现任何不适要及时报告医务人员。

3. 指导合理饮食,保持良好的心态。

四、出院回访

1. 是否遵医嘱服药,定期复查肝功能,告知患者出现不适及时就诊。

2. 饮食及活动指导,指导家庭隔离措施,养成良好生活习惯。

第二十二章　介入治疗护理常规

第一节　介入治疗术前护理常规

一、评估与观察要点

1. 评估患者心理状况、病情及生命体征,女性患者询问月经是否来潮,初步判断其手术的耐受性。

2. 评估相关实验室检查是否完善,是否签署相关知情同意书,术前准备是否完善。

3. 了解有无碘及其他过敏史。

4. 评估手术物品准备情况。

二、护理措施

1. 介绍术前、术中配合和注意事项,向患者及家属做适当的健康宣教与心理护理,缓解紧张情绪。

2. 进入手术室前,指导患者排空膀胱,告知患者不可携带影响手术的各种物品。

3. 术前根据手术类别做好环境准备,手术护士准备好手术所需的药物及各项用物,检查手术间内各种物品、药品是否齐全,手术设备、抢救设施是否到位,是否安全有效。

4. 认真执行手术安全核查制度,确保患者安全。

5. 协助手术医生摆好手术体位,确保患者安全舒适,防止坠床、损伤。

第二节　介入治疗术中护理常规

一、评估与观察要点

评估患者心理状况、病情及生命体征。

二、护理措施

1. 术中密切观察患者生命体征及病情变化,及时预防和处理并发症,关注手术进程,密切配合手术。

2. 严格执行查对制度,护士准确传递术中所需物品,遵医嘱用药,做好三查八对,保证用药安全。

3. 保持输液通畅,防止液体外渗。

4. 注意保暖和保护患者隐私,注意保护患者安全,防止坠床。

5. 严格执行无菌操作,限制手术间人员数量,减少人员流动。

6. 协助医生清洁患者皮肤、包扎伤口,妥善固定各管道,防管道脱出。

7. 按要求认真填写术中护理记录。

第三节　介入治疗者术后护理常规

一、评估与观察要点

1. 评估术中情况,了解手术方式和麻醉类型,手术是否顺利,术中用药情况。

2. 评估患者生命体征。

3. 评估患者穿刺/切口状况:有无渗血、渗液及血肿;有无切口疼痛。

4. 评估引流管引流是否通畅、导管是否打折。

5. 评估皮肤情况,评估穿刺侧肢体能否平伸制动,有无弯曲,肢体温度及色泽等。

二、护理措施

1. 将患者安全移至轮椅、平车或病床,根据麻醉或手术性质、部位,摆放安全舒适的术后体位,注意保护穿刺处或切口,防止出血及切口裂开,注意保护输液肢体,保护和固定好引流管。

2. 做好患者术后宣教:告知患者手术成功,消除患者恐惧心理,交代患者术后注意事项及预防并发症的发生。

3. 与病房护士进行交接:确认患者相关信息,告知手术类型、术中病情及用药情况,认真交接穿刺处、切口、皮肤、静脉通路、引流管,交代术后注意事项、观察与护理要点,交接患者物品,在交接单上双方签字。

4. 按规范处理术后物品,做好手术间的清洁消毒工作。

第四节　外周血管疾病介入治疗护理常规

一、评估与观察要点

1. 评估患者心理状况、病情及生命体征,初步判断其手术的耐受性。

2. 评估相关实验室检查是否完善,是否签署相关知情同意书,术前准备是否完善,全麻患者是否术前禁食 8~12 小时、禁饮 4~6 小时。

3. 了解有无碘及其他过敏史。

4. 评估手术物品准备情况。

二、护理措施

1. 认真核对患者手腕带、病历、术中用药、影像学(CT、MRI)资料等,向患者讲解术中注意事项,消除恐惧心理,使患者情绪稳定,配合手术顺利进行。

2. 嘱患者取下活动义齿、眼镜、发卡、手表、首饰等交由家属妥善保管。

3. 协助患者摆放正确体位,建立静脉通路,予以心电监护,常规给氧。

4. 辅助麻醉消毒,保护患者隐私,暴露患者手术野并配合皮肤消毒,全麻手术时,协助麻醉医生予以患者全身麻醉,打开负压吸引器。

5. 术中严密观察生命体征和患者面色表情,及时与患者沟通,询问有无不适,如有异常,及时向医生反映,遵医嘱及时处理,完善介入手术护理记录单。

6. 根据手术进程随时添加手术中所需介入耗材,保证手术顺利进行。

7. 协助医生加压包扎血管穿刺处,撤除手术巾单,取下患者身上心电监护导联线,如有引流管妥善固定并进行标识,指导患者术后饮食体位与活动。

8. 平稳过床,与病房或监护室护士详细交接,交待术后注意事项及并发症的观察。

9. 整理手术间,做好终末处置。

第五节　心血管介入治疗护理常规

一、评估与观察要点

1. 评估患者心理状况、病情及生命体征,女性患者询问月经是否来潮,初步判断其手术的耐受性。

2. 评估相关实验室检查是否完善,是否签署相关知情同意书,术前准备是否完善。

3. 了解有无碘及其他过敏史。

4. 评估手术物品准备情况。

二、护理措施

1. 认真查对病历,向患者讲解术中注意事项,消除恐惧心理,使患者情绪稳定,配合手术顺利进行。

2. 嘱患者取下活动义齿、眼镜、发卡、手表、首饰等交由家属妥善保管。

3. 帮助患者平卧于手术床上,连接心电监护,连接吸氧装置,建立静脉通道。

3. 备好手术台上常规用药如:硝酸甘油、利多卡因、肝素盐水。无菌盘内放入配好的肝素盐水用于手术中冲洗各种导管。

4. 提供术中所用物品、手术器械,严格执行无菌操作。

5. 协助术者穿好无菌手术衣,戴无菌手套,进行皮肤消毒,消毒范围在手术野及其外 10cm 以上。

6. 为术者连接肝素水、造影剂、三通管、压力换能器并调节零点。

7. 保持静脉输液、输注造影剂、输氧等各种管道的通畅。遵医嘱根据患者体重给予肝素化,手术超过 1 小时提醒医生追加肝素 1000~2000U。造影剂超过 300ml 时,提醒医生。

8. 术中要密切监测患者的血压、心率、心律、动脉压波形的变化,准确记录压力数据,若压力曲线不好要及时提醒手术医生,必要时停止操作,待压力恢复后再进行。

9. 密切观察患者术中的主诉、神志、生命体征的变化及皮肤有无过敏反应。

10. 熟练操作各种检测仪器,调节各种仪器参数,医生下达医嘱后要迅速、准确完成各种处置,灵活自如地配合医生处理突发的临床事件,以保证手术的顺利进行。

11. 协助医生加压包扎,起搏器植入、IABP 患者注意防止导管、导线脱出,指导患者术后饮食、体位、活动与注意事项。

12. 平稳过床,与病房或监护室护士详细交接,交待术后注意事项及并发症的观察。

13. 整理手术间,做好终末处置。

第六节 神经介入治疗护理常规

一、评估与观察要点

1. 评估患者心理状况、病情及生命体征,初步判断其手术的耐受性。

2. 评估相关实验室检查是否完善,是否签署相关知情同意书,术前准备是否完善,全麻患者是否术前禁食 8~12 小时、禁饮 4~6 小时,是否留置导尿管。

3. 了解有无碘及其他过敏史。

4. 评估手术物品准备情况。

二、护理措施

1. 认真查对病历,向患者讲解术中注意事项,消除恐惧心理,使患者情绪稳定,配合手术顺利进行。

2. 嘱患者取下活动义齿、眼镜、发卡、手表、首饰等交由家属妥善保管。

3. 协助摆平卧位,臀部垫高,双下肢略外展外旋,暴露并注意保暖;接心电监护,观察心率血压状况并告知医生;建立静脉通道;准备台上冲洗用的肝素化生理盐水。

4. 辅助麻醉消毒,保护患者隐私,暴露患者手术野并配合皮肤消毒,全麻手术时,协助麻醉医生予以患者全身麻醉,打开负压吸引器。

5. 按时给予肝素,保证加压输注装置输注正常;观察患者一般情况变化及心电监护情况,及时递送可能需要更换的导丝导管,及时添加对比剂。

6. 复查造影时准备鱼精蛋白,必要时中和肝素。

7. 患者全麻苏醒期准备吸痰装置,防止患者坠床等。

8. 协助医生加压包扎,指导患者术后饮食、体位、活动与注意事项。

9. 平稳过床,与监护室或病房护士详细交接,交待术后注意事项及并发症的观察。

10. 整理手术间,做好终末处置。

第七节 大咯血栓塞介入治疗护理常规

一、评估与观察要点

1. 评估患者心理状况、病情及生命体征,初步判断其手术的耐受性。

2. 评估相关实验室检查是否完善,是否签署相关知情同意书,术前准备是否完善。

3. 了解有无碘及其他过敏史。

4. 评估手术物品准备情况。

二、护理措施

1. 认真核对患者姓名、性别、科室、床号、诊断及造影剂过敏试验结果。向患者讲解术中注意事项,消除恐惧心理,使患者情绪稳定,配合手术顺利进行。

2. 协助患者采取适当的体位,氧气吸入。连接心电、血压监测及指脉氧监测。建立静脉通路。准备手术物品并备好器械台。协助医生完成手消毒、穿手术衣、戴无菌手套。

3. 碘伏消毒剂消毒手术部位皮肤,并协助铺单,协助抽取造影剂,递送手术用物。

4. 严密监测患者生命体征尤其是血压变化,做好抢救准备,发现异常及时报告医生。

5. 咯血时嘱患者头偏向一侧,轻轻将咯血吐出,必要时给予吸引,防止窒息。

6. 使用止血药时应严格控制滴速,并根据血压及时调整滴速;静脉输血时严格执行输血查对制度。

7. 妥善包扎后,与护士详细交接,交待术后注意事项及并发症的观察。

8. 整理手术间,做好终末处置。

第八节 经皮椎体成形术治疗护理常规

一、评估与观察要点

1. 评估患者心理状况、病情及生命体征,初步判断其手术的耐受性。

2. 评估相关实验室检查是否完善,是否签署相关知情同意书,术前准备是否完善。

3. 评估手术物品准备情况。

二、护理措施

1. 认真查对病历、姓名、性别、科室、床号、诊断,向患者讲解术中注意事项,消除恐惧心理,使患者情绪稳定,配合手术顺利进行。

2. 协助患者俯卧于手术台上,用软垫垫于患者胸前及骨盆以保持呼吸道通畅。

3. 连接心电监护及氧气,协助医生完成手消毒、穿手术衣、戴无菌手套。

4. 协助消毒手术部位皮肤,并协助铺单,递送手术用物。

5. 观察心电监护指标,观察患者有无不适,做好心理护理。

6. 准备骨水泥及溶媒,记录调配时间,递送专用注射器,询问患者有无不适,记录骨水泥注射时间。

7. 协助包扎伤口,与护士详细交接,交待术后注意事项及并发症的观察。

8. 整理手术间,做好终末处置。

第二十三章　专科检查及治疗护理常规

第一节　上消化道内镜检查护理常规

一、评估与观察要点

1. 做好检查前的各项准备,检查前禁食禁饮 8 小时。胃肠钡餐检查者,3 天内不宜作胃镜检查。

2. 仔细询问病史,了解各项检查结果及有无药物过敏史,有假牙者取下活动性假牙。

3. 40 岁以上患者评估心电图和血压情况。

二、护理措施

1. 检查前,向患者简要解释检查目的、过程、配合要点及可能出现的不适,使患者消除紧张情绪,检查时放松并主动配合。说明检查过程中,可能会出现恶心、腹胀等不适。

2. 检查前 5~10 分钟给患者含服咽部麻醉剂。

3. 协助患者取左侧卧位,双腿屈曲,头垫低枕,使颈部松弛,解开领口及腰带,嘱患者咬紧牙垫。

4. 指导患者配合检查,当胃镜插入 15cm 到达咽喉部时,嘱患者做吞咽动作以便胃镜顺势送入食管。如果患者出现恶心、呕吐,嘱深呼吸。

5. 必要时配合医生进行活检术。

6. 检查过程中注意观察患者病情变化,以防意外。

三、健康教育

1. 检查完后有咽喉不适时,尽量避免剧烈咳嗽,以免损伤咽喉部黏膜。

2. 检查后 1 小时先饮少量水,无呛咳即可进食。凡行活检者 2 小时后进温凉半流质饮食,次日恢复平常饮食。如行息肉摘除、止血治疗者,应给予抗菌药物治疗,手术当日禁食,半流质饮食和适当饮食 3~4 天,避免剧烈运动。

3. 检查后密切观察患者有无消化道穿孔、出血、感染等并发症,一旦发现及时就医。

第二节 肠镜检查护理常规

一、评估与观察要点

1. 检查前评估患者肠道是否按要求进行准备,且达到检查要求。检查前 3 天进食无渣或少渣半流质饮食,检查前 1 天进食流质饮食,肠息肉准备做电切术者禁食牛奶及乳制品。钡餐或钡灌肠检查后 3 天内不宜行肠镜检查。

2. 评估患者对肠镜检查的了解程度,有无恐惧、害怕等心理。

3. 评估患者有无抗凝药物服药史,女性患者肠镜检查避开月经期。

二、护理措施

1. 检查前,向患者简要说明检查目的、过程及注意事项,取得患者配合。

2. 安抚患者,消除患者紧张和恐惧情绪。

3. 协助患者取左侧卧位,双腿屈膝,暴露臀部。

4. 协助检查医生插镜,指导患者放松腹部,密切观察患者病情变化。

5. 配合医生完成活检、息肉摘除、止血等。

6. 检查后询问患者是否有腹胀、腹痛及排便异常情况。

三、健康教育

1. 肠镜检查后可进食,术后 3 天内进少渣饮食。如行息肉摘除、止血治疗者,应给予抗菌药物治疗、半流质饮食和适当休息 3~4 天,避免剧烈运动。

2. 告知患者检查后,注意观察腹痛、腹胀及大便颜色,如有异常应及时就医。

第三节 内镜下硬化剂治疗护理常规

一、评估与观察要点

1. 评估患者全身情况和生命体征,询问有无呕血、便血,了解出血情况。

2. 术前常规检查血常规、凝血常规。准备足量的新鲜血以备用。

3. 了解患者心理状态,是否有紧张、恐惧等心理。

4. 术前禁食 8 小时。

二、护理措施

1. 向患者讲解治疗目的、操作过程及注意事项,安抚患者,消除恐惧,取得患者的合作。

2. 建立静脉通道(选用留置针),遵医嘱给药。

3. 术中协助医生注入硬化剂,指导患者配合治疗,密切观察病情变化。

4. 术后卧床休息 1~2 天,然后逐渐增加活动,禁止做下蹲、弓身、弯腰等幅度较大的活动。

5. 术后禁食 24 小时,如病情稳定、出血停止,以后进食流质 2 天,术后 3~7 天内进食半流质,8~10 天内逐渐过渡到软食。

6. 术后严密观察病情,定时测量血压、脉搏、观察有无呕血、便血,注意有无迟发性出血、溃疡、穿孔、狭窄等并发症出现,并给予积极处理。

三、健康教育

1. 指导患者插管时尽量放松,并做吞咽动作。若感恶心,做深呼吸。

2. 指导患者注意治疗后如出现突然吞咽困难或疼痛等,及时报告医护人员,以便及时处理。

3. 指导患者术后遵医嘱进食和活动。

四、出院回访

1. 给予饮食指导,保持大便通畅。

2. 嘱定期复查,不适随诊。

第四节　内镜黏膜下剥离术护理常规

一、评估与观察要点

1. 评估患者的病情,进行血常规、出凝血时间、输血前四项、心电图等检查。询问有无抗凝药使用史。

2. 评估患者的心理状态,全面了解病情。

3. 术前遵医嘱用药。

4. 术前禁食 6~8 小时,评估肠道准备是否达到要求。

二、护理措施

1. 向患者讲解治疗目的、方法和过程、效果和注意事项,减轻紧张和焦虑的情绪。

2. 建立静脉通道,遵医嘱给药。

3. 术中协助医生,指导患者配合治疗,密切观察病情变化。

4. 术后 24 小时内禁饮食,24 小时后无明显腹痛及出血现象可逐渐给予温凉流质饮食,1 周内给予半流质饮食,并逐步过渡到普通饮食。

5. 密切观察生命体征,观察药物的疗效及不良反应。注意观察有无腹部压痛、反跳痛、烦躁不安、表情淡漠、呕血、黑便、胸闷、气促等表现。一旦出现上述表现,立即告知医生处理。

6. 注意观察臀部和小腿部皮肤情况,有无因粘贴高频电刀电极片致局部损伤。

三、健康教育

1. 指导患者胃肠镜插管时尽量放松,胃镜配合做吞咽动作。若感恶心,做深呼吸。

2. 饮食要规律、健康,避免刺激、粗糙、过冷饮食;勿暴饮暴食。

四、出院回访

1. 指导患者遵医嘱门诊复查,不适随诊。

2. 指导患者出院后的饮食和活动。

3. 出院遵医嘱带药,做好患者出院后服药指导。

第五节　纤维支气管镜检查术护理常规

一、评估和观察要点

1. 评估患者的生命体征、病情、药物过敏史。

2. 评估血常规、出凝血时间、输血前四项、心电图、胸部 X 片、CT 等术前相关检查及心理。

3. 了解是否签署知情同意书,确认有家属陪同。

二、护理措施

1. 向患者和家属说明检查目的、过程及有关配合注意事项,以消除紧张情绪,取得合作。

2. 术前 4 小时禁食禁水,取出活动义齿。

3. 备好气管插管、吸引器、复苏药品及设备。

4. 术中密切监测患者的生命体征、氧饱和度,必要时行心电监护。

5. 经口、鼻或人工气道吸氧,配合医生做好吸引、灌洗、活检、治疗等相关操作。

6. 术后 2 小时内禁食禁水,麻醉作用消失、咳嗽和呕吐反射恢复后进温凉流质或半流质饮食。

7. 严密观察患者的生命体征,观察有无发热、胸痛、呼吸困难,观察分泌物颜色和特征。

三、健康教育

1. 告知患者术后可能存在的并发症的表现,做到及时观察、及时处理。

2. 术后数小时避免吸烟、谈话和咳嗽,减少咽喉部刺激,使声带得以休息。

第六节　舒适支气管镜检查术护理常规

一、评估和观察要点

1. 评估患者的生命体征、病情、药物过敏史。

2. 评估血常规、出凝血时间、输血前四项、心电图、胸部 X 片、CT 等术前相关检查。

3. 评估患者心理状况,了解是否签署知情同意书,确认有家属陪同。

二、护理措施

1. 向患者和家属说明检查目的、过程及有关配合注意事项,以消除紧张情绪,取得合作。

2. 术前 4 小时禁食禁水,取出活动义齿。

3. 建立静脉通道,携带 CT 片、卫生纸、咪达唑仑 10mg、轮椅到内镜室。

4. 备好气管插管、吸引器、复苏药品及设备。

5. 术中密切监测患者的生命体征、氧饱和度,必要时行心电监护。

6. 经口、鼻或人工气道吸氧,配合医生做好吸引、灌洗、活检、治疗等相关操作。

7. 术后评估患者意识,清醒后用轮椅送回病房,必要时通知病房护士到内镜部接患者。

8. 根据病情吸氧,监测生命体征,观察有无发热、胸痛、呼吸困难,观察分泌物颜色和特征。

9. 术后 2 小时内禁食禁水,麻醉作用消失,咳嗽和呕吐反射恢复后进温凉流质或半流质饮食。

三、健康教育

1. 告知患者术后可能存在的并发症的表现,做到及时观察及时处理。

2. 术后数小时避免吸烟、谈话和咳嗽,减少咽喉部刺激,以免引起声音嘶哑及咽喉部疼痛。

3. 当日留陪人,术后活动时注意防范跌倒,当日不要开车或进行高空作业。

第七节　胸腔镜检查护理常规

一、评估与观察要点

1. 评估患者的病情及生命体征。

2. 评估患者对疾病的认知及心理状态。

二、护理措施

1. 术前向患者介绍手术目的与过程,消除其恐惧心理,取得合作。

2. 术前做好各种用物、药物准备和相关检查准备,建立静脉输液通路。

3. 术后嘱患者卧床休息,生命体征平稳后取半坐卧位,以利引流。

4. 严密观察患者病情变化,观察体温、脉搏、呼吸、血压有无改变,并注意有无皮下气肿的发生。

5. 对留置胸腔引流管者,应观察伤口敷料是否干燥,引流是否通畅及引流液的颜色、量等,及时发现有无胸腔内出血。

三、健康教育

1. 指导患者在行胸腔镜过程中积极配合,防止管道脱出及移位。

2. 做好患者心理护理,消除恐惧心理。

第八节　腹膜透析护理常规

一、评估与观察要点

1. 评估患者腹膜透析管道外露部分的长度,是否清洁、通畅;皮下隧道近皮肤出口处是否清洁,有无渗出及渗出液性质。

2. 评估患者皮肤、体重、腹部及全身情况。

3. 评估患者对疾病的认知及心理反应。

4. 评估环境及工作人员自身准备。

二、护理措施

1. 饮食护理：给予优质蛋白饮食，摄入量为 1.2~1.3g/(kg·d)，其中 50% 以上为优质蛋白；热量摄入为 35kcal/(kg·d)；水的摄入量应根据每天的出量而定，每天水分摄入量=500ml+前一天尿量+前一天腹透超滤量，水肿者应严格限水。

2. 操作前做好解释工作取得配合。

3. 操作注意事项

(1)腹膜透析换液的场所应清洁、相对独立、光线充足，定期用紫外线消毒。

(2)分离和连接各种导管严格无菌操作。

(3)掌握各种管道连接系统。

(4)透析液输入腹腔前要加热至 37℃。

(5)每天测量和记录体重、血压、尿量、饮水量，准确记录透析液每次进出腹腔的时间和液量，定期送腹透透出液做各种检查。

(6)观察透析管皮肤出口处有无渗血、漏液、红肿等。

(7)保持导管和出口处清洁、干燥。

4. 常见并发症的观察及护理

(1)透析液引流不畅：为常见并发症，表现为腹透液流出总量减少、流入或(和)流出时不畅。处理方法：

①改变体位，增加活动(如下楼梯)；

②排空膀胱及通便，必要时服用导泻剂或灌肠，促进肠蠕动并减轻腹胀；

③腹膜透析管内注入尿激酶、肝素、生理盐水、透析液等，去除堵塞透析管的纤维素及血块等；

④行腹部 X 线平片了解导管位置；

⑤调整透析管的位置；

⑥以上处理无效者可重新手术置管。

(2)腹膜炎：是腹膜透析的主要并发症，临床表现为腹痛、发热，腹部压痛、反跳痛、腹透透出液浑浊等，透析操作时避免接触污染，积极治疗胃肠道炎症、腹透管出口处感染及隧道感染等并发症。

(3)导管出口处感染和隧道感染：表现为导管出口周围发红、肿胀、疼痛甚至伴有脓性分泌物，沿隧道移行处压痛；腹透管出口处应保持清洁、干燥，避免腹透管腹外段反复、过度牵拉引起局部组织损伤。

(4)腹胀、腹痛：操作时应注意调节适宜的腹透液温度、渗透压，控制腹透液进出的速度,腹透管置入避免位置过深,积极治疗腹膜炎。

(5)其他并发症:如超滤过多引起脱水、低血压、腹腔出血、腹透管周或腹壁渗漏、营养不良、慢性并发症如肠粘连、腹膜后硬化等。

三、健康教育

1. 指导患者管道护理。

2. 指导患者腹膜透析操作方法,注意消毒隔离原则。

3. 指导饮食。

第九节 结肠透析护理常规

一、评估与观察要点

1. 评估患者的病情、有无禁忌证及大便情况。

2. 评估患者对结肠透析治疗的认知程度。

3. 评估患者对疾病的认知及心理反应。

4. 评估结肠透析的治疗效果。

二、护理措施

1. 饮食护理:低盐低脂优质低蛋白饮食,避免进食加重肾脏负担的大豆类及其制品、动物内脏、海鲜等食物;尿少者避免进食含钾高的食物;24 小时尿量少于 1000ml 或尿量达到 1000ml 但出现严重水肿者,应限制入水量,入水量为前一天的尿量+500ml。

2. 操作步骤:

(1)透析前做好解释工作,取得配合;嘱患者排空大小便,调节室温 24~26℃,避免受凉,垫治疗巾及护理垫。

(2)开启结肠透析机,准确调整参数,将机器加入液体,按比例配制透析液,加温、消毒。

(3)患者取左侧卧位,正确连接各管道,液状石蜡润滑一次性肛门冲洗器肛门插件前端 10~15cm 及肛门,嘱患者深呼吸同时将导管肛门插件前端轻柔插入患者肛门 10~15cm。

(4)排净导管内空气后开始灌液,灌液量成人每次不超过 1000ml,根据患者耐受程度进行调整,透析液前 4000ml 为冲洗肠道用,灌入后可直接放出,后4000ml 透析液灌入后应依据患者的耐受程度,在肠道中保留数分钟再放出。每次治疗灌洗透析液总液量 8000ml,温度为 39~41℃。

（5）监测体温、血压、心率、呼吸及腹胀程度,观察患者有无不适,观察大便的颜色、量,指导患者配合按摩腹部。

（6）操作人员熟练掌握结肠透析操作流程,遵守消毒隔离原则,透析用物一人一用,防止交叉感染。

（7）透析后嘱患者排便,了解患者无腹胀、腹痛及肛门受损情况。

（8）准确记录患者的透析时间、每次灌洗液量及仪器运转情况,如遇异常及时与医生或器械科沟通。

三、健康教育

1. 指导患者结肠透析的治疗方法。

2. 指导患者透析过程中腹部按摩的方法:在进水状态下,逆时针方向按摩腹部,在排水状态下顺时针方向按摩腹部,以利于透析更加充分。

3. 指导患者定期复查肾功能、血常规及血钾水平。

4. 指导患者饮食注意事项。

5. 指导患者每天做提肛运动,预防和纠正肛门括约肌松弛,以保证透析液灌入量。

第十节　腰大池置管护理常规

一、评估与观察要点

1. 了解患者对腰大池置管认知和心理准备。

2. 评估腰大池置管的环境是否符合要求,查看所需用物是否完备。

3. 评估患者置管处的皮肤情况。

4. 观察生命体征。

二、护理措施

1. 观察记录引流液量、性状、通畅情况。

2. 妥善固定,避免脱落、过度牵拉,躁动患者必要时适当约束患者。

3. 保持引流通畅,引流不畅的原因:引流壶排气口堵塞;引流壶位置是否过高;引流液内有凝血、沉渣;导管打折;导管渗漏;导管脱落等。如引流不畅可向外侧挤压导管并观察,如确实不通畅通知医生。

4. 严格执行无菌操作,观察穿刺点敷料有无污染、渗液,发现必须及时通知医生更换敷料。

5. 保持管路连接密闭。腰池引流管比较柔软、易打折、断裂。观察接口有无渗漏，导管有无打折、过度牵拉、堵塞等。

6. 腰池引流管接脑室外引流器时，避免脑室外引流瓶倾斜堵塞上端通气口，如该通气口堵塞会出现瓶内压力上升不能引流的现象。如排气口堵塞需更换引流器。

7. 因腰池引流造成颅内压力梯度增大，故有增加脑疝风险，需严密观察生命体征、神志和瞳孔等变化。

三、健康教育

1. 交待患者保持穿刺区清洁干燥。

2. 指导其正确翻身，防止导管脱落。

第十一节　腰椎穿刺术及脑脊液置换术护理常规

一、评估与观察要点

1. 了解患者对腰椎穿刺术的认知和心理准备。

2. 评估腰椎穿刺环境是否符合要求，查看所需用物是否完备。

二、护理措施

1. 穿刺前向患者及其家属说明其目的和注意事项，消除紧张心理，取得配合。

2. 准备好穿刺包、无菌手套、所需药物等。

3. 指导患者排空大小便，在床上静卧 15~30 分钟。

4. 帮助患者取合适的体位。穿刺时患者侧卧于床上，头向胸部弯曲，双手抱膝贴近腹部，使脊柱尽量后弓，便于穿刺进针。

5. 应用无菌技术配合穿刺操作者。密切观察生命体征、神志、瞳孔、面色等变化。

6. 协助医生测压并采集脑脊液标本送检。

7. 术后协助患者去枕平卧 4~6 小时，卧床期间不可抬高头部，可适当转动身体，防止低颅压所致头痛。

8. 观察患者有无头痛、腰背痛、脑疝及感染等穿刺后并发症。颅内压降低所致头痛最常见，可遵医嘱补液，指导患者多进饮料，多饮水，延长卧床休息至 24

小时。

9. 观察穿刺点有无血肿、渗液，保持穿刺处清洁和干燥。24 小时内不宜淋浴。

10. 颅内高压者不宜多饮水，严格卧床，密切观察意识、瞳孔及生命体征变化。

三、健康教育

1. 嘱患者穿刺后按要求去枕平卧。

2. 交代患者保持穿刺处清洁和干燥。

第十二节　CT 检查护理常规

一、评估与观察要点

1. 了解患者对 CT 扫描的认知和心理准备。

2. 评估患者的生命体征及病情。对育龄人群应询问是否有妊娠计划。

3. 需增强扫描者，询问家族史、过敏史、用药史、既往病史（如甲亢、哮喘等）。

二、护理措施

1. 检查前向患者及其家属解释其目的及注意事项，消除紧张心理，配合检查。

2. 根据检查部位做好检查前准备（如空腹、憋尿等）。

3. 需行 CT 增强的患者应做好宣教，签好知情同意书。

4. 增强 CT 扫描后，注意观察穿刺部位有无渗血、肿胀，以便及时处理，检查结束后多饮水（禁食禁饮者除外）。

5. 检查过程中严密观察患者病情变化。

三、健康教育

1. 指导患者在造影过程中，如出现恶心、呕吐、皮肤瘙痒、咽喉不适、呼吸困难等及时告诉医护人员或举手示意。

2. 嘱患者在检查过程中勿移动身体，以免影响图像质量。

第十三节 磁共振成像(MRI)护理常规

一、评估与观察要点

1. 了解患者对 MRI 的认知和心理准备。

2. 评估患者的生命体征及病情。

3. 询问患者是否装有心脏起搏器、手术植入体内的金属、固定骨折后金属板、动脉瘤手术用的金属夹等。

4. 需增强扫描者,询问既往病史、过敏史、家族史、用药史。

5. 对育龄人群应询问是否有妊娠计划。

二、护理措施

1. 检查前向患者及其家属解释其目的及注意事项,消除紧张心理,配合检查。

2. 进入机房前摘除身上所有金属物品并予以确认。

3. 对于不能配合的患者,遵医嘱给予镇静药物。

4. 需行 MRI 增强的患者应做好宣教,签好知情同意书。

5. 检查过程中严密观察患者病情变化。

6. 增强扫描后,注意观察穿刺部位有无渗血、肿胀,以便及时处理。检查结束后多饮水(禁食禁饮者除外)。

三、健康教育

1. 指导患者在注射造影剂过程中,如出现恶心、呕吐、皮肤瘙痒、咽喉不适、呼吸困难等及时告知医护人员或举手示意。

2. 嘱患者在检查过程中勿移动身体,以免影响图像质量。

3. 怀孕 3 个月内的患者酌情考虑行此检查。

参考文献

1. 国家卫生和计划生育委员会.中国重症监护病房医院感染预防与控制规范.2016.

2. 陈灏珠,林果为,王吉耀.实用内科学(上册).(第14版).北京:人民卫生出版社,2013.

3. 廖二元.内分泌代谢病学(下册).(第3版).北京:人民卫生出版社,2012.

4. 陆在英,钟南山.内科学.(第7版).北京:人民卫生出版社,2008.

5. 尤黎明,吴瑛.内科护理学.(第6版).北京:人民卫生出版社,2017.

6. 李乐之,路潜.外科护理学.(第6版).北京:人民卫生出版社,2017.

7. 黄金.血液净化专科护理.长沙:湖南科学技术出版社,2010.

8. 陈香美.血液净化标准操作规程.北京:人民军医出版社,2010.

9. 李麟荪,徐阳,林汉英.介入护理学.北京:人民卫生出版社,2015.

10. 毛燕君,许秀芳,李海燕.介入治疗护理学.(第2版).北京:人民军医出版社,2013.

11. 葛均波,徐永健.内科学.(第8版).北京:人民卫生出版社,2016.

11. 侯桂华,霍勇.心血管介入治疗护理实用技术.(第2版).北京:北京大学医学出版社,2010.

12. 王秀华,聂菲菲.结核病护理新进展.北京:北京科学技术出版社,2017.

13.李麟荪,徐阳,林汉英.介入护理学.北京:人民卫生出版社,2015.

14. 毛燕君,许秀芳,李海燕.介入治疗护理学.(第2版).北京:人民军医出版社,2013.

15. 侯桂华,霍勇.心血管介入治疗护理实用技术.(第2版).北京大学医学院出版社,2017.

16. 莫伟,李海燕.外周血管疾病介入护理学.北京:人民卫生出版社,2017.

17. 张波,桂莉.危急重症护理学.(第4版).北京:人民卫生出版社,2017.

18. 李小寒,尚少梅.基础护理学.(第6版).北京:人民卫生出版社,2017.

19. 燕铁斌,尹安春.康复护理学.(第4版).北京:人民卫生出版社,2017.

20. 崔焱,仰曙芬.儿科护理学.(第 6 版).北京:人民卫生出版社,2017.

21. 孙秋华.中医护理学.(第 4 版).北京:人民卫生出版社,2017.

22. 张波,桂莉.急危重症护理学.(第 4 版).北京:人民卫生出版社,2017.

23. 冼绍祥,全小明.中医专科专病护理常规.北京:人民军医出版社,2012.